「在宅ホスピス」という仕組み

山崎章郎

新潮選書

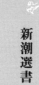

まえがき

あなたは、自分の死を考えたことがあるだろうか。もしあるとすれば、どのような死を迎えたいと考えているのだろうか。また、その死の時までを、どのように生きたいと考えているのだろうか。そして、その願いはかなうと考えているのだろうか。

本書は、現在死に直面している方々やその家族、あるいは、いずれ確実に死に直面することになるすべての方々やその家族が、人間らしく生き、人間らしく死んでいくとはどういうことなのかを考える際に、少しでも役立てることを目指して執筆した。同時に、医療・介護・福祉の現場の方々が、そのような患者さんや家族をどう支援すればいいのかを考えるヒントになれば、とも願っている。

私は１９９０年、一般病院における当時の悲惨な終末期医療の現状を変えるべく『病院で死ぬということ』（主婦の友社、現・文春文庫）を世に出した。

なぜ悲惨だったのかといえば、例えば、終末期のがん患者さんのほとんどは偽りの病名のもとに「頑張れば治る」などと説明を受けていた。そして、亡くなる間際まで過剰ともいえる医療を受けながら、その偽りの希望にすがるように必死に生きていた。

しかし、当然ながら患者さんは、悪化し続ける病状と「頑張れば治る」という説明のギャップに疑問を抱き始める。だが、その疑問を周りにぶつけても、医療者も家族も「頑張って」と励まし続けるだけだった。そのうえ、苦痛を緩和する医療も未熟だった。

その結果、多くの患者さんは最期まで真実を知らされることはなく、孤独と不信と疑惑と苦痛の中で、衰弱し亡くなっていった。また、カーテン1枚で仕切られたプライバシーのない大部屋で食事し、排泄し、亡くなる間際になって、ようやく個室に移るケースも多かった。さらに臨終時には、決して救命できないことは分かっていても、例外なく心臓マッサージと人工呼吸を受けてから、臨終の宣言がなされた。とても、人間らしい人生の終末期とはいえなかったのだ。同書の中で、私はそのような終末期医療の現実を変えることのできるホスピス（緩和ケア病棟）の大切さを訴えた。何としても、当時の日本の終末期医療の実情を変えたかったからだ。

そして、1991年10月、私は16年間の外科医の生活に別れを告げ、東京都小金井市にある聖ヨハネ会桜町病院ホスピス（以降聖ヨハネホスピス）で念願のホスピス医として働く機会を得た。その後、14年間で一千数百人以上の患者さんの人生の最終章に同行した。その経験を基に、新たに2005年より東京都小平市で在宅ホスピスケアに取り組んでいる。既に、在宅で看取った方々の数も850人を超えている。

多くの方々の人生の最終章に同行して教えていただいたことは、「もし人が人生の最期を迎えるのであれば、もっとも心安らぐところ、多くの場合は住み慣れたところがベターである」ということであり、「より長く生きることもさることながら、最期まで自分らしく生きられるかどうか、すなわち尊厳を持って生きられるか（死ぬことができる）かどうかが大切なのだ」ということであった。

　そしてまた、どのような状況であっても、その患者さんの尊厳を守ろうとする人々がいる限り、それを守ることは可能である、ということも教えていただいた。

　これからお伝えすることの多くは、その尊厳を守ろうとする考え方や取り組みの実際である。これは、空想でもなく、夢物語でもない。事実であり、一部は現在進行形である。第6章からは、私の関わっている小平の施設やソフトに関して具体的に書いてあるが、それは、現在、親しい人が致死的病状にある人や、ホスピスに関わっている、あるいはこれから関わろうとしている医療・介護関係者の方々にとって、普遍的で有益な情報であることは間違いないと思い詳述した。

　ところで、読者の皆さまも既にご存じの方も多いと思うが、わが国は近い将来、「２０２５年問題」ともいわれている未曾有の問題に直面することになる。このことは第1章で詳しく説明するが、皆さま自身も否応なく、その渦中の人になる。

　本書が、そのような状況の中を生きることになる皆さまのお役に立てれば、これほどの幸いはない。

「在宅ホスピス」という仕組み　目次

#「在宅ホスピス」という仕組み

第1章　２０２５年問題とは何か

死に場所がない

平成28年版高齢社会白書（内閣府）によれば、２０１４年に約１２７万人だったわが国の年間死亡者数は、２０２５年には、約１５３万人に増加すると推計されている。

いわゆる団塊の世代が後期高齢者といわれる75歳を一斉に超え、老化に伴うがんや、慢性疾患、認知症、老衰などで死に直面する人が急増するからだ。多死社会の到来ともいわれる所以でもあるが、問題は、それら増加した死亡者を、どこで誰が看取るのかということなのである。

世界一の借金大国であるわが国の財政状況を考えれば、今後、増加する死亡者のために新たな病院などの医療施設を整備することは困難であろう。なぜなら団塊の世代が、あの世に旅立ってしまった後には、そうした施設は、使われない無用の箱ものになり、子孫にとっては新たな「負の遺産」になってしまうからである。

しかし、現状のままの病院のベッド数では、急増する臨死状態の患者を受け容れることには限界がある。入院できない「死に場所難民」の出現すら予測されるのである。

では、どうすればよいのか。例えば、厚生労働省の人口動態調査（H26年）によれば、国民の死亡場所は、病院・診療所77・3％、自宅12・8％、老人ホーム・老健（介護老人保健施設）7・8％、その他2・2％となっている。これに基づけば、2014年の年間死亡者127万人のうち病院死は〔127万人×77・3％〕、つまり約98万人になる。

2025年の時点で、病院のベッド数が新たに増加しないことを想定すれば、同年の年間推定死亡者153万人－98万人＝55万人分の看取りの場を、病院以外の自宅や老人ホーム、老健などにすればよいことになる。

つまり、自宅や老人ホーム、老健などでの看取り率を、合わせて現状の約20％から約36％（153万分の55万人）にできれば、看取りの場としての病院の病床数は現状のままでもよいことになる。

要するに、住み慣れた地域の生活してきた場所で、最期の時を迎えることができる方々が増えるような施策をすることが、今後のわが国では、どうしても必要になってくるのである。

救急体制の崩壊

人はどこかで、死に直面することになる。医療機関に入院していれば、そこでの死ということになるが、そうでなければ死に直面する場所は、自宅か老人施設かは問わずに、その時点で生活している場所になる。

老衰や終末期がんなどで、その死が避けられなかったとしても、死に直面している状態、例えば呼吸が止まりそうとか、心臓が止まりそうなどの状態が、目の前で起きた場合、その場所での看取りの準備がなければ、多くは、動揺し、119番に電話することになるだろう。

しかしながら、救急搬送され、救命処置を受けたとしても、ほとんどの場合、死に直面している状態以上には改善せず、一時的に延命できたとしても、間もなく、医療機器に囲まれたまま、この世を去ることになるのである。

つまり、苦痛さえ緩和できれば、平穏な死を迎えられるはずの少なからぬ方々が、臨死状態時に、その状況が理解されないままに、救急病院へ搬送され、本人を苦しめる意味しかない救命処置を受けてしまうことになる。尊厳ある生と死などとは、ほど遠い状況の中での死になる可能性が高いということなのである。

「死に場所難民」が出るかもしれないと予測されるほど死者が増えるのであるから、救急搬送依頼が急増することも当然予測される。こうした救急搬送が増加すれば、本来、救命処置を受ければ、再び社会復帰できる可能性の高い患者さんの救急搬送に影響を与えかねないのである。つまり、本来あるべき救急体制の崩壊も同時に懸念されるのだ。

2025年問題とは、実は、尊厳ある死が迎えられないかもしれない、というだけではなく、助かる人も助けられないという救急体制の問題でもあるのである。

もちろん問題の原因は、救急隊にあるわけでもなく、救急病院にあるわけでもない。それらの人々は、皆、自分に与えられた役割を、誠実に遂行しようとしているだけなのだ。

問題は、救急搬送されるあなた自身にあるのかもしれないし、あなたの家族にあるのかもしれないのだ。あるいはまた、あなたのかかりつけ医にあるのかもしれないし、訪問看護師にあるのかもしれない。さらには、あなたのケアマネージャーにあるのかもしれない。

なぜなら、あなたが、自分の死が近づいた時に、どのような医療を希望するかの意思表示を怠ってきたからだ。あるいは、あなたの家族もまた、あなたの状態が悪化してきた時に、必ずおとずれる死に対処する準備を怠ってきたからであり、同様に、あなたや、あなたの家族と関わる医師や看護師やケアマネージャーが、専門家としてそのような死に対処する準備を怠ってきたからなのである。

では、どうすればいいのか。

人は、いつか必ず死ぬことはみんな分かっている。問題は、その死が、その経過からは必然かつ目前であるにもかかわらず、救急搬送され、無機質な病室で、延命のためのさまざまなチューブや医療機器に囲まれた状態で人生を閉じることを、あなたや、あなたの周りの方々が望むのか、望まないのか、なのだ。

望まないのであれば、そのような時に備えて、事前に、そのような医療は「ノー」であると、はっきりと周囲に意思表示をしておいた方がいい。例えば、日本尊厳死協会のリビング・ウイル及び、そのリビング・ウイルを補完する、より具体的な、「私の希望表明書」を参考にしてみてはいかがだろうか（20〜22ページ参照）。そうすれば、望まぬ病院での死ではなく、住み慣れた場所（在宅など）で、その最期を迎えることも可能になる。

そうでなければ、病院の無機質な部屋で、望みもしない形での死を迎えることを覚悟して生きることになる。それは結局のところ、あなたやあなたに関わる周囲の方々次第なのである。

あなたが尊厳ある生と死を望むのであれば、その願いがかなうように今から準備しておくことが重要である。どのように準備すればいいのかは、本書を参考にしていただきたい。

地域包括ケアシステム

さて、高齢者が増える2025年には、死亡者だけが増加するわけではない。当然のことながら、一人暮らしの高齢者も増加するし、高齢者夫婦のみの世帯も増加する。老化や慢性疾患によって身体機能の低下した要介護者も、また認知症を抱えて生きる高齢者も増加するのである。最期を過ごす場所をどうするのかも含めて、すでにあるさまざまな高齢社会の問題はさらに厳しさを増すことが分かっている。このような状況の近未来を我々は生きることになる。手をこまねいているわけにはいかないだろう。

この2025年問題を解決するために、現在、官民一体となって取り組み始めているのが、「地域包括ケアシステム」の構築である。

リビング・ウイル
Living Will

（終末期医療における事前指示書）
（平成29年7月改訂）

この指示書は、私の精神が健全な状態にある時に私自身の考えで書いたものであります。
したがって、私の精神が健全な状態にある時に私自身が破棄するか、または撤回する旨の文書を作成しない限り有効であります。

□私の傷病が、現代の医学では不治の状態であり、既に死が迫っていると診断された場合には、ただ単に死期を引き延ばすためだけの延命措置はお断りいたします。

□ただしこの場合、私の苦痛を和らげるためには、麻薬などの適切な使用により十分な緩和医療を行ってください。

□私が回復不能な遷延性意識障害（持続的植物状態）に陥った時は生命維持措置を取りやめてください。

以上、私の要望を忠実に果たしてくださった方々に深く感謝申し上げるとともに、その方々が私の要望に従ってくださった行為一切の責任は私自身にあることを付記いたします。

私の希望表明書

私は、協会発行の「リビング・ウイル（終末期医療における事前指示書）」で、延命措置を受けたくないという意思をすでに表明しています。それに加えて、人生の最終段階を迎えた時に備え、私の思いや具体的な医療に対する要望をこの文書にしました。自分らしい最期を生きるための「私の希望」です。

記入日　　　　年　　月　　日　本人署名

希望する項目にチェックを入れました。

1. 最期を過ごしたい場所（一つだけ印をつけてください）
 □自宅　□病院　□介護施設　□分からない
 □その他（　　　　　　　　　　　　　　）

2. 私が大切にしたいこと（複数に印をつけても構いません）
 □できる限り自立した生活をすること
 □大切な人との時間を十分に持つこと
 □弱った姿を他人に見せたくない
 □食事や排泄が自力でできること
 □静かな環境で過ごすこと
 □回復の可能性があるならばあらゆる措置を受けたい
 □その他（　　　　　　　　　　　　　　）

※以下「3」と「4」は、「ただ単に死期を引き延ばすためだけの延命措置はお断りいたします」という表現では伝えきれない希望や、「止めてほしい延命措置」の具体的な中身を明確にするためのものです。

3. 自分で食べることができなくなり、医師より回復不能と判断された時の栄養手段で希望すること（複数に印をつけても、迷うときはつけなくてもよいです。）

□経鼻チューブ栄養　□中心静脈栄養
□胃ろう　□点滴による水分補給
□口から入るものを食べる分だけ食べさせてもらう

4. 医師が回復不能と判断した時、私がして欲しくないこと（複数に印をつけても、迷うときはつけなくてもよいです。）

□心肺蘇生　□人工呼吸器　□気管切開　□人工透析
□酸素吸入　□輸血　□昇圧剤や強心剤
□抗生物質　□抗がん剤　□点滴

5. その他の希望

【用語の説明】

●心肺蘇生：心臓マッサージ、気管挿管（口や鼻から気管に管を入れる）、電気的除細動、人工呼吸器の装着、昇圧剤の投与などの医療行為。

●人工呼吸器：自力で十分な呼吸ができない状態の時に、肺に機械ポンプで空気や酸素を送り込む機器。マスク装着のみで行う場合もあるが、重症の際はチューブを口や鼻から入れる気管挿管を行う。1～2週間以上続ける場合は、のどに穴を開ける気管切開（喉仏の下から直接気管に管を入れる）をしてチューブを入れる。

●胃ろうによる栄養補給：内視鏡を使い、局所麻酔で胃に管を通す手術を行う。その管を通して栄養を胃に直接注入すること。

一般財団法人　日本尊厳死協会

これは、認知症や脳梗塞《のうこうそく》などの慢性疾患による障害高齢者などを対象に、その人たちが住み慣れた生活の場で、人生の最期まで生活を続けられるように、医療・介護・福祉などの多職種が連携して取り組むシステムのことだ（ちなみにこれは、「地域包括支援センター」とは異なる。「センター」の方は要支援者やその家族の相談相手となる介護法で定められた機関であり、２００５年に制定された）。

「地域包括ケアシステム」は既に、地域の医師会、行政が中心になって、医療・介護連携推進協議会などを立ち上げ、全国で活発に活動が始まっている。しかし、後述するが、先行きは決して明るいものではない。

たとえば脳梗塞の場合

ある時、私は地域包括ケアシステムの講演会に参加したことがある。その時の講師が示した地域包括ケアシステムのモデル疾患は脳梗塞であった。

脳梗塞は、わが国三大死因の一つである脳卒中のうちの多くを占めているが、脳の血管が詰まり、その血流支配領域の脳組織が損傷を受けることで、半身麻痺などの障害を引き起こす疾患である。発症から一定の時間以内（4時間半）に治療を受けることができれば、治癒する割合も高いため、早期発見と早期治療が有効な疾患でもある。ただし、脳の血管が詰まりやすい状態の再発を予防するために、初回脳梗塞治療後も、血液をさらさらにする抗凝固薬を継続的に服用することになる。

しかし、その研修会で示された疫学調査の結果は、「脳梗塞発症10年後には、その再発率は50%近くになる」というものであった。再発の原因は、患者さんの抗凝固薬の服薬率が、時がたつにつれて低下するためである、としていた。つまり、何年にもわたる治療の中で、医師が再発を予防するために継続的に薬を処方しても、患者さんがきちんと服薬しなくなってしまうことが再発の原因となっているのである。

脳梗塞が再発すれば、障害の程度は更に重くなり、介護の必要度も高くなる。財政状況の厳しい介護保険制度にとっても、これは重要な問題である。医師が適切に予防薬を投与しても、患者さんが適切にその薬を服用しなければ、結果的に介護保険制度に大きな負担が生じることになるからである。

では、どうすればよいのか。例えば、介護保険に基づく職種であるケアマネージャーが訪問介護士らと調整して、脳梗塞治療後の独居高齢者や認知症高齢者の服薬を管理し、服薬脱落（服薬を忘れること）を防ぐことができれば、再発率を下げることが可能になる。結果として重度な要介護者の発生を減少させることも可能になる。

まさに、医療と介護による連携が活かされることになるのだ。このようなことも、地域包括ケアシステムが目指すところであるが、最大の目的は、そのような連携を積み重ねて、結果、在宅など生活の場での看取りを増加させることにある。

地域包括ケアシステムの課題

２０２５年問題の解決に向けた、地域包括ケアシステムの重要性については、ご理解いただけただろうか。しかし課題もある。地域包括ケアシステムの最大の目的は、在宅など生活の場での看取りを増加させることであることはすでに述べた通りである。

多職種連携で、住み慣れた地域での生活が、より長く保てたとしても、土壇場で病院に入院したのでは、目的は達成できない。では、どうすればよいのか。

死は24時間いつでも起こり得るし、死にいたるまでに生じるかもしれないさまざまな苦痛症状にも24時間対応が必要になる。したがって地域包括ケアシステムの目的を実現するためには、24時間対応の在宅医療が必須になるのである。

そのため、地域包括ケアシステムでは、24時間往診対応可能な、かかりつけ医の増加を目指している。すなわち、かかりつけの診療所の医師が、患者さんが外来通院可能な時期には外来で、通院困難になった場合には訪問診療や往診（訪問診療とは、予定して患者さん宅を訪れて診療すること、往診は、患者さんの要請に基づいて、臨時に、患者さん宅を訪れて診療すること）で、さらには在宅での看取りまでを継続して行う構図を描いている。

看取りまで行う、かかりつけ医の増加を目指した医師向け研修会や、訪問診療に手厚い診療報酬を付けるなどの医療保険制度の改定など、官民挙げた取り組みも、多職種連携のための協議会や研修会と並行して進められている。成果を期待したいが、課題もある。

かかりつけ医の課題

課題の一つは、地域包括ケアシステムが構想している、かかりつけ医の多くは、外来を主とした一人開業医であるということだ。

もし、患者さん本人・家族・医療・介護関係者が、その死にいたる過程を、病気や老化の自然経過として共通理解し、過度な医療を行わなければ、多くの場合、それらは平穏な死になるのだから、最期が近いからと言ってばたばたすることは少ないだろう。

しかしながら、かかりつけ医が24時間、精神的に拘束されることに変わりはない。年間2、3名の看取りなら、対応可能かもしれないが、それ以上となると、現実的ではない。

この課題、つまり主として一人開業医である、かかりつけ医に付随する24時間の拘束感を解決する方法として考えられている方法がある。尾道市医師会方式ともいわれる主治医・副主治医制度である。

これは主治医が、学会や夏休みなどで診療所不在時には、日頃から連携している別の診療所の医師が、副主治医として、主治医の留守を預かるという考え方である。

これも、上手く運用されれば地域包括ケアシステムに必須な、かかりつけ医を確保するアイデアであり、診療費の配分をどうするのかなどの課題もあるが、多くの地域で期待される取り組みの一つである。

しかしながら、そのような取り組みも含め、在宅看取りに取り組む、かかりつけ医の数が増えなければ、地域包括ケアシステムの中核が整わないことになるため、このシステムは期待された機能を発揮できないことになる。

以上、２０２５年問題の解決に向けて動き出した地域包括ケアシステムと、その課題について、その概略を述べた。

また、現状考えられている地域包括ケアシステムは、モデル疾患でも示したように、慢性疾患、認知症、老衰など、その死までのプロセスが緩やかな人々が、主な対象なのである。

それゆえに、このシステムでは、多死社会の多くを占めるであろう終末期がん患者さんに、適切に対応することは困難なのではないのかと、私は懸念している。このこともまた大きな課題であるが、その理由は、次章で詳しく述べる。

第2章　我々はどうやって死ぬのか

実際、多死社会を生きることになる我々はどのようにして、この世を去ることになるのだろう。事故、事件、災害などによる突然の死など、自分ではどうにもできない死を除けば、ほとんどの場合、【図1】に示す三つのパターンのどれかが、我々の、つまりは読者であるあなたやあなたの大切な人の死のプロセスになるのである。

したがって、その特徴を熟知しておけば、どのようなパターンになったとしても、事前に死までの時を、シミュレーションすることは、ある程度可能である。

胃瘻という落とし穴

【図1】の縦軸は身体の機能を示しており、横軸はその時間を示しているが、③は認知症や老衰による死までのプロセスである。

例えば、アルツハイマー型認知症は、身体機能的には老衰と同じようなプロセスを辿ることを

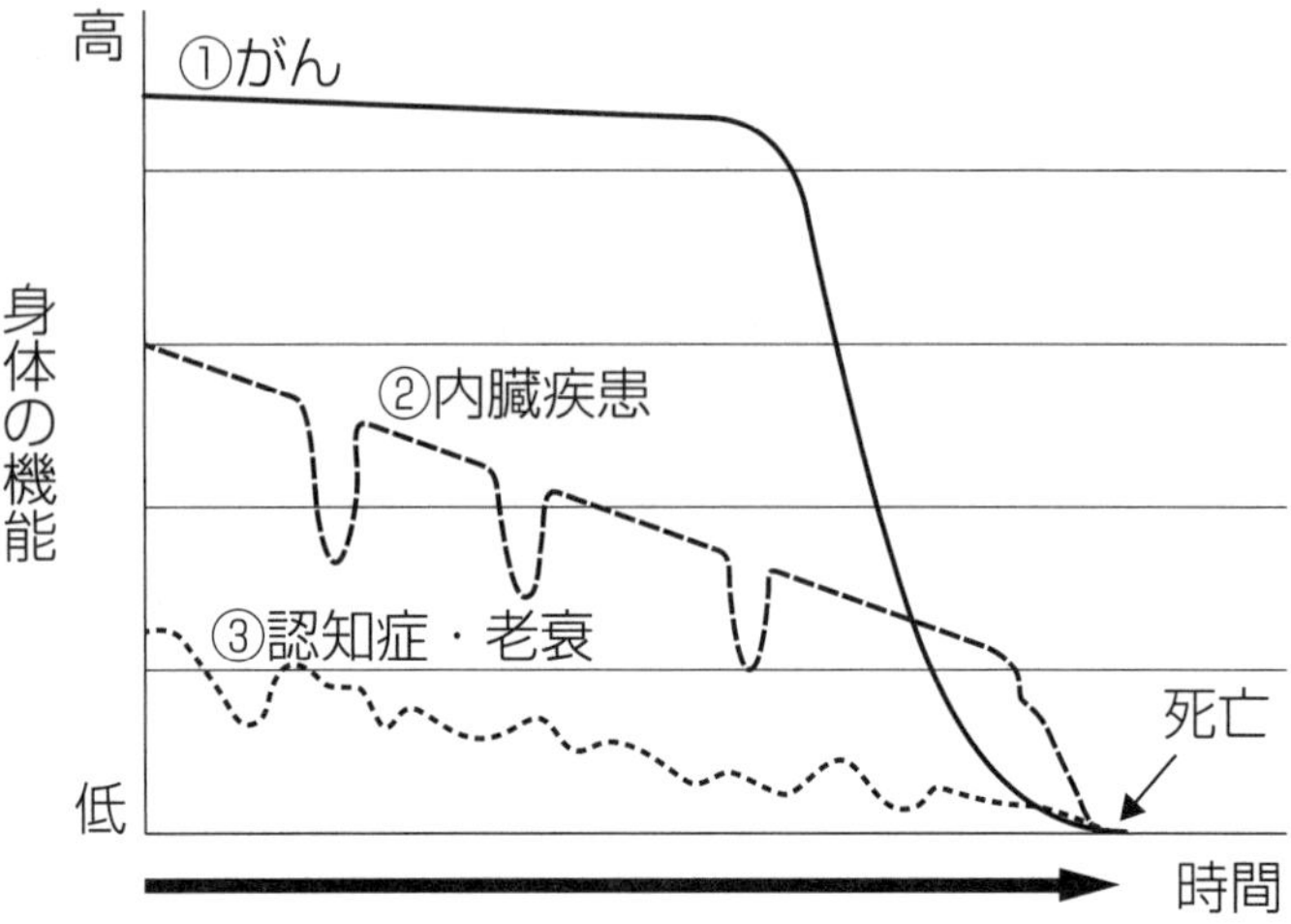

【図 1】　終末期の 3 つの軌道。川越正平『住宅医療バイブル――家庭医療学、老年医学、緩和医療学の 3 領域からアプローチする』（日本医事新報社、2014 年）から転載。

示している。

つまり、誰かの介護を受けなければ生活困難な身体機能状態が、長い期間続いた後に、最期が来るのである。この場合、自然な経過に任せれば、平穏な死を迎える可能性は大きい。

だが、このパターンには、油断すると、大きな落とし穴が待っている。それは以下のような理由である。

老衰は老化による身体の機能低下によって、もたらされるわけであるから、嚥《えん》下《げ》機能も当然低下する。結果、上手く呑み込めずに、誤嚥《ごえん》（食べ物などが気管に入ってしまうこと）することも多く、しばしば誤嚥性肺炎を引き起こすことになる。

誤嚥性肺炎は、抗生物質によって改善可能な場合も多いが、老化によって低下した嚥下機能が改善するわけではない。したがって、経口摂取する限りは、誤嚥性肺炎を繰り返し、入退院を繰り返すことになる。

そして、ついには医療側から主に家族に対して、経口摂取の中止と、経口摂取に代わる胃瘻《いろう》（腹壁から直接胃に栄養や水分を注入するためのチューブを留置する方法）や、中心静脈栄養法（鎖骨下静脈などの中心静脈を使い24時間継続的に栄養と水分が点滴される方法）の提案がなされることが少なくない。

例えば、医師にこう言われるのだ。

「誤嚥性肺炎を避けるためには、経口摂取を中止せざるを得ません。経口摂取を中止すれば、栄養や水分をどうするかですが、延命を考えるのであれば、胃瘻を造設するか、中心静脈栄養法ということになります。何もしなければ、命の限界ということになります。どういたしましょうか？」

胃瘻をうまく活用して、その間に嚥下訓練を行えば、嚥下機能が回復し、経口摂取が可能になるという報告もあるが、嚥下機能の低下が老化によるものであれば、いずれ再び同じようなことは起きてくる。つまり多くの場合、胃瘻は老衰のために誤嚥性肺炎を引き起こすほどに低下した身体の状態を長引かせることになる。

また、時間が経過すれば老化による衰弱はさらに進むので、ほとんどが寝たきり状態で延命された時間を「生きる」ことになる。

胃瘻からの栄養注入は本人の食欲の有無や意思にかかわらず、時間が来れば他動的に注入されるので、自らの意思で「生きる」というより、「生かされている」と言ったほうが適切かもしれない。中心静脈栄養法も、その意味するところは同じであるが、無菌的な医療処置が必要であり感染のリスクもある。

ところで胃瘻は、老衰による嚥下機能低下時以外に、神経難病などで嚥下機能が低下した場合にも提案される。そしてこの場合であれば、胃瘻によって自分らしい時間を過ごしている人々はたくさんいる。また、胃腸などの消化吸収機能に問題があって中心静脈栄養法を行いながら大切な日々を送っている人々もいる。したがって、この章で論じている胃瘻や中心静脈栄養法は、あくまでも老衰を前提にしていることを確認しておきたい。

まえもって意思表示を

さて、読者であるあなた自身は先述してきた老衰時における胃瘻や中心静脈栄養法による延命について、どのようにお考えだろうか。

家族が、大切な人であるあなたには、どのような状態であっても、少しでも長く生きていて欲しいと願うことは、当然のことだと思う。問題は、胃瘻や中心静脈栄養法状態のままに老衰のプロセスを生きることになるかもしれないあなた自身はどう考えるのか、ということになる。

老衰のために誤嚥性肺炎をくり返し胃瘻や中心静脈栄養法を提案されるような状態の時には、

ほとんどの場合、あなたは、衰弱や認知症などで、自分の意思を表明することが困難な状態にいる。そこで家族が、医療側から胃瘻を作るのか中心静脈栄養法にするのか、あなたの代わりに判断を求められることになる。

それらのいずれかを選択しなければ、栄養や水分の経口摂取ができないので、そう遠くない時期に衰弱して死にいたるが、それらの方法がなかった頃には、誰もが、これは老衰による自然死と考えていた。

胃瘻や中心静脈栄養法では「生かされている」状態での、延命ということになる。家族は、選択を求められれば、多くの場合、それらのどちらかを選択し、まずは延命を選ぶ。そうでなければ、死を早めたと後悔するからだ。

胃瘻は、いったん作られてしまえば、その状態は、もはや病気ではないので、退院し、自宅に戻るか、老人施設に戻ることになるが、中心静脈栄養法は無菌的医療処置が必要であるため、介護中心の老人施設などには戻ることは困難で、在宅で訪問看護や訪問診療を受けるか、療養型の病院で余生を過ごすことになる。そして、多くの場合は、寝たきりの状態で、オムツを着け、生きる（生かされる）ことになる。

家族にとっては、どのような状態でも、あなたが大切な存在であることには変わりはないだろう。だが、やがて、そのような状態で生きているあなたを見て、本当にこれで良かったのだろうかと悩みはじめ、胃瘻や中心静脈栄養法に同意したことを悔やむことになる場合もあるだろう。

結局、家族は、それら延命法を選択しても選択しなかったとしても、どちらにしても後悔する可能性は高いのだ。なぜなら、そのことを判断したのは、あなた本人ではなく家族だからである。もしあなたが、家族を苦しめたくないのであれば、上記のような状況に備えて、老衰のような状態になった場合、胃瘻や中心静脈栄養法による延命を望むのか、望まないのか、普段から意思表示をしておくことが大切になる。

そうであれば、家族がそれらの方法をどうするのかの判断を求められた時、あなたの意思を思い出し、医療側に、「本人は胃瘻や中心静脈栄養法による延命は望んでいませんでした」と、断ることもできる。その判断の根拠はあなたの意思であるので、その結果について家族が後悔することは減らせるのだ。

だから、「尊厳ある生と死」とは何かを普段から考え、身近な人たちと、その思いを共有しておくことは、とても重要なことなのである。なお、意思表示の方法としては、口頭でも可であろうが、できれば20〜22ページでお示ししたリビング・ウイルのような形で文書化しておけば、更に明確になるだろう。ところで、現在、日本各地で老衰の結果としての胃瘻状態で過ごしている人々は数十万人いるといわれている。それらすべての人々が尊厳に満ちたケアを受けていることを信じたい。

内臓疾患、がんの場合

【図1】の②は、内臓疾患の死までのプロセスである。糖尿病、脳梗塞、慢性呼吸不全、腎臓病、肝硬変、慢性心不全など身体機能は十分ではないが、治療を受けながらも、何とか自立した生活を営んでいく。しかし、慢性疾患であり、完治は難しいことも多く、時の経過とともに、悪化と改善を繰り返す。医療機関とは長い付き合いになることが多い。

いずれは病状が進んでそれぞれの末期状態となり死にいたるが、ここでも過剰な延命医療がなされなければ、老化も加味されて、老衰のごとき死にいたることも可能である。

一方で、終末期のがんは①のようなプロセスを辿ることが多い。すなわち、身体機能は死の近くまで通常に近い状態を保つが、ある時期から、まるで階段をころげ落ちるように短期間に低下し、死に直面するのである。

これから、そのような終末期がんの疾患特性について詳述してみたい。もし、そうなってしまった場合に、どのように生きればいいのか、を考えるヒントになれば幸いである。

だが、その前に、まずは、わが国がん医療が直面している課題について、考えてみたい。

がん医療の課題

現在わが国では、国民の二人に一人が、がんになり、三人に一人が、がん死していることは、すでに広く報道されているのでご存じのことと思う。

老化に伴う疾患でもあるがんは、超高齢社会に向かうわが国では、今後さらに増加すると予測されており、結果、がんの死者もますます増加することになる。いずれは、二人に一人ががんで死ぬかもしれない、という予測さえある。

こうなってくると、もはや、がんになることも、がんで死亡することも、「青天の霹靂」ではなく、「日常的なでき事」になってしまうだろう。

したがって、がんになるかもしれないこと、がんで死ぬかもしれないこと、そして、そうなった場合に、その死の時までを、どこで、どのように生きるのかを、シミュレーションし、自分の人生設計の中に組み込んでおいた方がいい。

また、近年は、時には行き過ぎと思われるほど簡単に、本人に対して病名は当然のこととして、予後まで告知されることが稀ではなくなった。

いきなり、過酷な現実に直面し、途方に暮れてしまう人もいる。だが、経緯に問題があったとしても、現実は現実なのである。いつまで嘆いていても、現実を変えることはできない。いかに、その現実と向き合うのかが大切になる。

では、がんになったら、どう対処すべきなのか。

多くの人は、その病態に応じて、インフォームド・コンセントのもとに、それぞれのメリット、デメリットも含め、手術、化学療法、放射線療法などの治療法を提示され、自分の納得のいく治療法を選ぶことになる。

もちろん、治療を選ばないという選択肢もある。治療はあくまでも専門家が提示する標準的な病気の対処法である。人生とは、その人のかけがえのないものである。個別の生き方や価値観の方が、「病気の対処法」より大切な場合もあるだろう。

治療を選ばなかったり、途中で治療継続を断念せざるを得ない状況でも、その終末期に、専門家による適切な緩和ケアを受けることができれば、ホスピスでも、在宅でも、限られた時間を、自分らしく生きることは可能である。

治療を選ぶ場合、担当医の説明だけで納得できなければ、他院の専門家の意見を聞くいわゆるセカンドオピニオンという方法もある。誰もあなたの人生を代わって生きることはできないのだ。最初の医師に遠慮することはない。

以上のような経過のもとに治療が開始される。治癒にいたる場合も多いが、それでも年間約37万人が、がん死しているのがわが国の現状である。そして今後、がんによる死者はさらに増加することが予測されており、その中にあなたやあなたの大切な人が含まれる可能性は少なくない。その死が避けられないのであれば、適切な医療やケアを受けながら、死までの時を、どこで、どのように生きるのかは、その人にとって重大な課題のはずである。

しかし、近年のがん治療では、遺伝子治療を基盤にした分子標的治療薬の登場などにより、治療医は、1次2次3次と治療法を提示できるようになった。

一方、ワラにもすがる思いの患者さんや家族は、それら治療法に治癒の希望を託し続けることになる。身体がぼろぼろになるまで治療を受け続けてきた患者さんは、ある日、治療医から、もはや治療の限界であることを、伝えられる。そして間もなく死を迎える。要するに、死の間際まで治療が継続され、「治療の限界＝命の限界」の如き状況が生まれている。

例えば、私のクリニックに相談に見え、在宅療養を開始した終末期がん患者さんの約4分の1は2週間以内に、約半数は1カ月以内にこの世を去っている。

そして、この傾向は、私と同じように在宅ホスピスケア（緩和ケア）を専門としている診療所の多くに共通している。これは在宅のみならず、ホスピス（緩和ケア病棟）でも同様である。

患者さんや家族が、人生の最終章をしっかりと生きる時間を持てないままに、いきなり現実的な死に直面することが、目立ってきたのである。

分子標的治療薬登場以前であれば、もっと早い段階で、治療の継続を断念せざるを得ないケースであった。言葉を変えれば、その後をどう生きるか、考える時間もあったのだ。

そもそも、転移・再発した固形がん（血液がん以外のがん）のほとんどは、最新の分子標的治療薬をもってしても、治癒することは困難であり、その延命効果は、時に数年に及ぶこともあるが、月単位のことも少なくない。副作用で命を縮める場合もある。そのことを知っている患者さんや家族は、一体どれほどいるのだろうか。治療医は、そのことをきちんと説明しているのだろうか。

副作用対策が改善されたとはいえ、副作用はある。次から次への治療に多くの時間を割いても、転移・再発した固形がんが治ることは難しいという現実を知れば、治療を選ばないという選択があっても、おかしくはないだろう。

にもかかわらず、緩和ケアの現場にいると、少なからぬ患者さんやその家族が「医師が新たな治療法を提示するということは、治癒する可能性があるからだと思っていた」と述懐するのである。

患者さんと家族はワラにもすがる気持ちなのだ。冷静に判断できる方は稀と言っていいだろう。医療側はそのようなことを認識したうえで、説明が的確に伝わっているかどうかの確認をしつつ、病状とその治療の意味などについて、何度でも丁寧に説明する必要があるのだ。

さて、上記現状について、「緩和ケア」誌（青海社）の2013年9月号の「らしんばん」に、栃木県立がんセンター外来化学療法センターの看護師高田芳枝さんは、次のように寄稿している。現場の声を通して、先述したわが国がん医療の課題が浮かびあがってくる。

彼女は現在のがん医療の問題として、「一つは治療効果が見られ生存期間の延長が得られても、本人の満足感が薄いこと」、次に「がん治療の継続自体が目的化していること」、そして「本人と家族が死を考える時間が十分持てなくなっていること」を挙げる。

さらに、患者さんの「死ぬのは分かっているけど、今から死ぬまでの経過が、まるでブラックボックスなんだ、どうなるのかが分からないから、どうしていいかも分からないんだ」（一部改変）という言葉を示し、「現在のがん医療の状況を表しているように思えます」と言っている。

限られた時間を生きる患者さんにとっても、その家族にとっても大切なはずの時間が、目的化された治療継続の中に埋没してしまっている様子がわかる。そして、延ばされた生存期間を、どう生きてよいかもわからず、不安のなかで、途方にくれながら過ごす患者さんと家族の状況も、痛いほど伝わってくる。

治癒が困難で、いずれ死に向かうにしても、一人でも多くのがん患者さんが、自分らしく人間らしく生きることができるような支援（緩和ケア）の在り方は、延命を目指した治療の継続以上に重大な課題ではないだろうか。

ところで、良く考えてみれば、たとえがんが治癒できたとしても、それは、がんによる早い死を免れただけで、いずれ、他の病気や老衰、あるいは事故や事件や災害によって死亡する。結局のところ、治癒の有無にかかわらず、がん医療のすべては延命医療であるということだ。

それゆえに、大切なことは、その延ばされた命を、どのように自分の時間として生きることができるのか、ということになる。そのことを意識して治療を提供し、かつ治療を受けなければ、高田さんが指摘したような状態になってしまうだろう。

しかしながら、延命された時間をどう生きるかが大事だと言われても、治療中の身であれば、どうしてよいかわからず、まさに途方に暮れてしまう場合もあるだろう。そのために、最近では、同じようながん闘病中の皆さんどうしが経験や思いを分かちあう、がんサロンやがんカフェなどの取り組みも始まっている。がん治療中の方であれば、治療病院に問い合わせてみていただきたい。それに関連する情報が得られるだろう。

さらに、先述したようながん医療の現実を踏まえ、最近ではＡＣＰ（Advance Care Planning：

アドバンス・ケア・プランニング）といって、延命目的の抗がん剤治療中から、いずれくる病状悪化時に備え、そのような場合に抗がん剤治療をいつ止めるのかも含め、どこでどのように過ごすのか（生きるのか）を、本人や家族と医療関係者で事前に話し合っておこうという動きも広がってきている。

一方で、いずれ来ることは分かっていても、病状悪化を前提にした話は、辛く重い話である。できるだけそのことに触れずに、治療をどうするのかという話題のみに集中してしまう傾向もある（目的化された治療の継続）。いわば問題の先送りともいえる。そして先述もしたように、治療の限界が来た時点で、その事実を告げられる場合も少なくない。その場合、残された時間は短いことが多く、その時間をどう過ごすのかの選択肢は限られてしまう。

自分の人生なのである。がん医療の現実を見つめ、様々な可能性を考え、どのようなことが起きても、その時点でのベストな選択ができるような準備を、早め早めにしておくことが大切なのではないだろうか。

以上のようながん医療の結果として、終末期がんになってしまう場合もある、ということなのである。

2割は急変して亡くなる

終末期がんとは、一般的には治癒が見込めず、余命約6カ月以内と推定される状態のことをいう。

30ページの【図1】を参考にしながら、終末期がんの特徴を整理してみると以下のようになる。

ある時期から階段を転げ落ちるように変化する患者さんの状態から、我々は患者さんの余命について、月の単位、週の単位、日の単位という表現をすることがある。

月の単位とは、余命が数カ月である可能性が高い状態であるが、1カ月後には週の単位に変化しているかもしれない。

週の単位とは、余命が1カ月を超えることは難しいと思われる状態であり、この1週間は、何とか過ごせるが、翌週に日の単位に変化しているかもしれない状態である。そして、日の単位とは、まさに危篤に近い状態であり、今日明日に亡くなってもおかしくない状況のことをいう。

そのような予後予測は、患者さんの日常生活上の変化を見ていれば、おおよそ見当がつく。しかし、表面的にはまだ週の単位から月の単位の余命が見込めると思える患者さんが、急変して死亡することもある。

たとえば、肝臓がんが進行して肝破裂を起こし、腹腔内に大出血したり、肺がんが進行して、気管の血管が破壊されて、大喀血を起こしたり、同様にがんが進行して腸管に穴が開いて腹膜炎を起こしたり、さらには肺動脈に血栓が詰まって突発的に呼吸不全を起こしたりなどと、表面からは見えない変化が、突然のように、死をもたらすのである。

客観的にいえば、急変というよりも、病気の進行からは、起こるかもしれないと予測された変化でもある。予測されるとはいえ、可能性の話で、起こらないかもしれないし、起こるとしても、いつ起こるかは不明ではある。そのため、家族にしてみれば、例えば朝には会話し、食事をしていた患者さんが夜には危篤状態になるようなものである。説明されていたとしても、「急変」なのである。

上記のような急な病状の変化は、がんの進行がもたらすものであるので、救命は困難なことがほとんどである。仮に救急搬送されて、人工呼吸器までの救命処置が施され、救命されたとしても、まず、死が迫っている末期の状態以上に改善することは少ない。患者さんにとっては、それまでの苦痛症状に、新たに苦痛を伴う救命および延命医療が追加されるだけであり、悲惨な結果になることも少なくない。

終末期がんの特徴の一つが、今述べたような、一見まだ大丈夫と思われた患者さんの急変であり、それはがんで死亡する患者さん全体の約2割に起こるといわれている。

したがって、在宅療養中の終末期がん患者さんの家族には、このことを十分に説明し、急変時にも、救急隊への救急搬送依頼は避け、我々に連絡するように伝えている。

連絡を受け、往診し、改善が難しいと判断した場合には、症状緩和に専念し、そのまま看取ることも多いが、改善可能と判断できた場合には、救急搬送することもある。

介護保険の落とし穴

終末期がんとはいえ、多くの場合、死亡前1カ月前後までは、食事、移動、排泄、入浴などの基本的日常生活は、自力で可能なことが多い。だが、【図1】に示した通り、その後の変化が急速なのである。このことを示す典型例があるのでご紹介しよう。

在宅で療養し、最期まで家で過ごしたいと希望していた70代の、あるがんの終末期状態の男性患者さんであった。自力での日常生活は何とか可能であったが、トイレ移動や布団からの寝起きなどが大変になってきていた。そのため、介護用ベッドやポータブルトイレの利用を考えるようになり、介護保険に基づく要介護認定申請をすることにした。そして、介護認定調査を受けた。私は主治医意見書に、終末期がんであることを明記した。

その審査結果は、調査から約1カ月後、その患者さんの死亡翌日に届いた。それは、「要支援2」というものであった。「要支援2」とは、自力での日常生活が可能であり、介護は不要であるということになる。要するに、介護が必要な状態とは認定されなかったのである。ここに、終末期がんに対する介護保険の落とし穴がある。

介護保険に基づく要介護状態かどうかの認定調査とその審査は、申請者の病状の重さよりは、その日常生活動作や認知力を基準としている。

この患者さんの場合、調査を受ける時点では、何とか自力での日常生活ができていたために、そのような認定調査結果だったのである。もし、【図1】に示したような、終末期がんの疾患特性を熟知している審査員であれば、このような結果には、ならなかったと思われる。

だが、このような状況を配慮し、患者さん・家族を支えている自治体もある。例えば、東京都西東京市では、認定調査の参考資料になる主治医意見書に終末期がんという病名がついている場合、無条件で介護用ベッドなどが利用できる「要介護2」以上に認定されることになっている。これが、行政の知恵というものであろう。

もちろん、終末期がんといっても、余命が6カ月程度ある場合もあるのであるから、自力で動ける状態の患者さんが、「要介護2」以上に認定されたとしても、数カ月以上にわたって、自力生活が可能な場合も稀ではない。しかし、だからといって、必要もないのに、自己負担もある介護保険を乱用することは考えにくい。

いずれにしろ、まずは介護保険関連職種は、終末期がんの疾患特性を熟知する必要がある。

死ぬ2、3週間前

病状の変化は階段を転げ落ちるようであると述べてきた。死亡前1カ月前後までは、何とか自力での日常生活が可能だった患者さんも、亡くなる2、3週間前になると、急速に日常生活が困難になってくることが多い。移動、食事、排泄、入浴など、ほとんどの場面で他者に頼らざるを得なくなる場面が増えるのだ。

自分のことが自分ではできなくなった情けなさや、周囲に迷惑をかけていると自分を責めながら生きる日々を通して、その状況は、生きるに値しないと考える患者さんも少なくない。その結果「こんな状態では生きる意味がないので、早く終わりにしたい」とか「早く楽になりたい」と周囲に訴え始めるのである。

このように変えることのできない現実の中で苦悩する患者さんに、周囲は何ができるのだろう。このことは、人間の尊厳に関わる最重要課題である。第9章で、詳述したい。

食事や飲水量は確実に減少

亡くなる2、3週間前には、衰弱が目立ってくると同時に、食事の摂取量や飲水量も低下してくる。よくある誤解は、家族が患者さんの衰弱が飲食の減少によるものと思い込んでしまうことだ。そして「がんで死ぬのは仕方がないが、餓死させるわけにはいかない」と主張されることも稀ではない。だが、餓死とは、飢えて死ぬこと、すなわち空腹で、何かを食べたいのに、食べるものが何もないため死亡することであろう。

この時期の患者さんたちは、病状進行による衰弱の結果として、もはや食事や水分の摂取を欲しないのだ。身体が受け付けないといってもいい。これらは、病状の進行に伴う、自然な経過ともいえるのである。

しかしながら、家族や身近な方々は、このままでいいのかと心配する。そして、何とか食べてもらおうと、半ば強引に食事を摂らせようとする。それでも、食べたくないものは食べられないし、飲みたくないものは飲めないのである。

結果、心配をして、栄養補給の点滴はできないのですか、のような質問も出てくることになる。

時には、終末期がんの疾患特性を知らない、ケアマネージャーや訪問看護師、訪問介護士から「点滴ぐらいしてもらったら」とか「このまま家で看ていていいの？」などと、いわば無知からくる誤ったアドバイスを受け、動揺する家族も時にはいる。

点滴は苦痛を増加させることも

この時期に栄養補給目的の高カロリーの点滴や水分補給目的の点滴をすることは、それらを処理しきれない身体にとっては、いわば無理やり補給されるようなものである。

結果的に、患者さんを苦しめる全身のむくみや、腹水、胸水を増悪《ぞうあく》（悪化）させ、さらには気道の分泌も増加させ、喀出《かくしゅつ》（吐き出すこと）困難な痰を増やすことにつながることも少なくない。

もし、少しでも苦痛なく、平穏に最期の時を過ごすことを望むのであれば、痛みや呼吸困難などを適切に緩和することは当然のこととして、食事や水分の摂取量などは、本人が欲しなければ、それが少ない量だったとしても、その病状時期の適量と考え、自然に委ねる方がベターなことも多いのである。このことは、もはやしようがないからと患者さんを放置するということではなく、より苦痛の少ない状態で最期を迎えられるように患者さんを守ることでもある。

上記のことを、家族に丁寧に説明し、質問を受け、十分に話し合い、共有すべきである。

それまでの経過をよく知っている家族は「そういうことだったのですね」と納得される。そして「では、無理やり食べさせなくてもいいんですね。ほっとしました」と言われる方も少なくない。良かれとおもい、無理やり食べさせていたのである。

　たしかに、大切な人が、衰弱していく姿を見ていくことは、切なく、辛いことだと思う。何とかしたいという気持ちは十分わかる。それでも、この時期に大切なことは、より苦痛の少ない平穏な死を迎えられるように配慮すること、なのではないだろうか。

第3章　終末期がんの苦痛症状と対処法

次頁の【図2】は終末期がんのさまざまな苦痛症状の出現から亡くなるまでの生存期間を示すデータである。亡くなる1カ月前くらいから、さまざまな苦痛症状が出現し、それは死に近づけば近づくほど悪化することが分かる。これら苦痛症状を適切に緩和するための医療は必須である。ここでは代表的な苦痛と、その苦痛への対処法について解説してみたい。

がんの痛み

かつて、がんの告知はしてはいけないとされていた時代があった。その理由の一つが、がんの痛みだった。適切な疼痛（痛み）対策がなかったのである。

また、当時は、がんは手遅れの「進行したがん」として見つかることも多く、治療しても死にいたることも多かった。そのため、がんは痛みで苦しみながら死ぬ不治の病の代表だった。そのような不治の病を本人に告げることなどできなかった、というわけである。だから、今でも、多

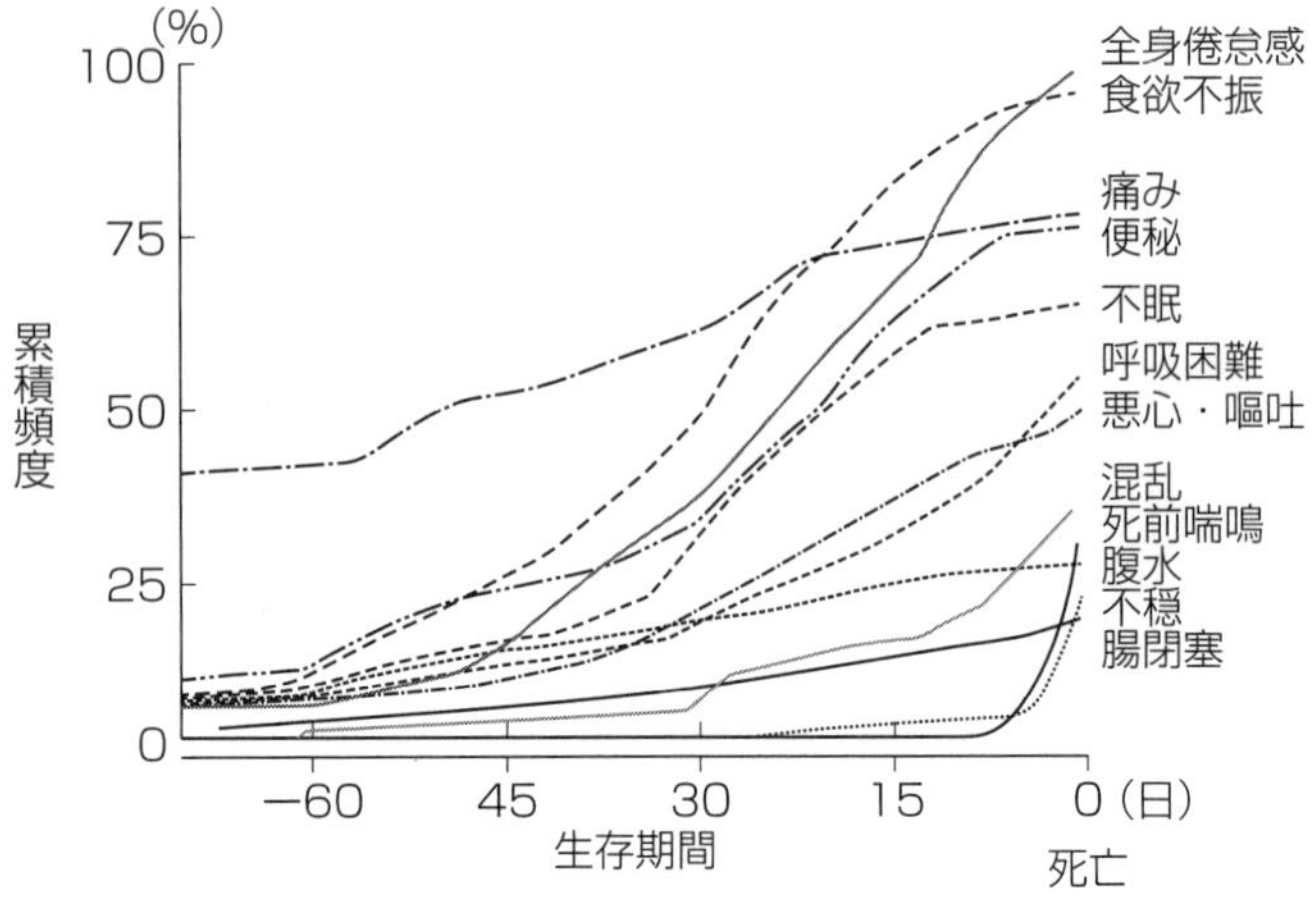

【図2】　終末期がんの、主要な身体症状の出現からの生存期間（206例）。恒藤暁『最新緩和医療学』（最新医学社、1999年）より転載。

くの人が、「がん＝痛みで苦しむ病気」と考えている。

現実はどうだろう。例えば、がんの痛みで苦しむ終末期の患者さんは、全体の約7割といわれている。そして、それらがんの痛みを経験する患者さんの多くは、オピオイドと総称される、モルヒネなどの医療用麻薬が必要といわれており、適切な疼痛対策がなければ、今でも痛みで苦しむ病気であることは間違いない。だが、現在では、その痛みのほとんどは緩和される。そのための方法があるからだ。

WHO方式のがん疼痛治療法

現在、世界標準のがんの疼痛対策は1986年に発表されたWHO方式がん疼痛治療法（以下WHO方式）といわれているものである。これは、がんの痛みの程度に基づいて、鎮痛薬を階段を昇るように、強くしていくもので、除痛ラダー（階段）ともいわれている。

要するに、がんの痛みを緩和する手順書であり、通常の鎮痛剤や医療用麻薬であるオピオイド（モルヒネなど）などの使用法が、解説されている。

オピオイドの種類も、経口剤、坐剤、貼付剤、舌下剤、注射剤など多々あり、その時々の状況で、もっとも適切な薬剤が選択されることになる。このWHO方式が適切に施行されれば、がんの痛みの多くは除痛可能ともいわれている。

また、オピオイドが効きにくい神経障害性疼痛に対しては、それ用の鎮痛補助薬を併用することで緩和できる場合もある。

さらには、がんによって腸管が狭窄状態になると、下痢の時の腹痛のように、疝痛《せんつう》といわれる、波が押し寄せてくるような差し込む痛みに襲われることもある。そのような疝痛に対しては、今述べたような鎮痛剤では効果が乏しいこともあり、腸管の蠕動《ぜんどう》（動き）をやわらげる薬剤が必要になってくることもある。

以上のように、WHO方式を基本にしながら、これら痛み対策が適切に行われれば、ほとんどのがんの痛みは緩和されることが分かっている。

その死が避けられないのであれば、最期をどこで迎えるにしても、せめて痛みから解放されて過ごしたいではないか。それを望むなら、あなたや、あなたの大切な人を守るため主治医はWHO方式に習熟している医師を選ぶべきである。緩和ケアを専門にしている医師は、当然WHO方式のエキスパートである。

なお、がんの痛みも含め苦痛症状の多くは、必ずしも注射用薬剤を使用せずとも先に挙げた経口剤、坐剤、貼付剤、舌下剤などで緩和可能である。

がん関連倦怠感

がんの痛み以外の苦痛としては、病状の進行に伴って、ほとんどの人がいわゆる「身の置きどころがない」と表現する全身のがん関連倦怠感（以下倦怠感）を体験する。これら倦怠感は、病状の進行に伴う肝機能や腎機能の低下によってもたらされることも、高カルシウム血症といって、血液中のカルシウムが異常に高くなって引き起こされることも、抗がん剤の副作用のこともある。だが、がんによる衰弱そのものが原因であることも多い。

高カルシウム血症による倦怠感は、治療によって改善する場合もあるが、臓器機能低下や衰弱による倦怠感は、時間と共に悪化する。しかしながら、衰弱に伴う倦怠感には、一定期間であるが、ステロイドホルモンが効果を発揮する場合もある。高カルシウム血症は見落とされがちであるが、これは血液検査でチェックできるので、疑わしい時には血液検査をした方がいい。

抗がん剤の副作用の場合であれば、抗がん剤を中止することで軽減することも少なくない。

マッサージも軽減効果があるが、これはマッサージ中だけのことが多く、止めると再び倦怠感を感じ始める（24時間マッサージ可能であればいいのだが）。

こうしたさまざまな対応をしても、どうしても軽減できない非常に強い倦怠感の場合には、後に述べるような鎮静の適応になることもある。

呼吸困難

呼吸困難も患者さんを苦しめる症状である。呼吸困難は、直接的に死の不安にも結びつくため、呼吸困難の原因対策だけでなく、同時に不安対策も必要になる。

呼吸困難に対しては、酸素療法や、MST療法が用いられることが多い。酸素療法は文字通り、低酸素による呼吸困難に酸素吸入で対応するものである。MST療法とはM（モルヒネ）、S（ステロイド：副腎皮質ホルモン）、T（トランキライザー：抗不安薬）を単独で、あるいは適宜組み合わせて、呼吸困難をやわらげる薬物療法であり、状況に応じて、酸素療法とMST療法の組み合わせも行われる。

しかし、さらに病状が悪化すれば、今述べたような対応では解決困難な非常に強い呼吸困難に襲われることもあり、この場合にも次に解説する鎮静が必要になることもある。

なお、がん疼痛と同じように、がんで亡くなるすべての人が呼吸困難に襲われるわけではない。また酸素吸入などの必要もなく、眠るがごとく旅立つ人も少なくない。

苦痛緩和の最終手段

ところで、上述したような、さまざまな対応をしても緩和の難しい、非常に強い倦怠感や呼吸困難に対しては、どうすればよいのだろうか。

これら、目覚めている、すなわち苦痛を感じる意識がある状態では改善が困難な苦痛に対しては、鎮静剤を使用し、意識レベルを意図的に低下させ、いわば、うとうと状態にして、苦痛を感じにくくさせる鎮静がある。鎮静には、患者さんの苦痛症状に応じて、次のような対処方法がある。

〈間欠的鎮静〉

本人からの「耐え難い苦痛がある」との訴えに対処するため、目覚めることを前提にした一時的な鎮静が開始されることがある。目覚めると、その苦痛が緩和されていることも稀ではなく、その後はいつものようなコミュニケーションが取れることも少なくない。身体的苦痛は、24時間持続するとは限らず、また純粋に身体の問題だけで出現するとは限らないからである。

しかしながら、病状の進行に伴い、一時的な鎮静から目覚めても、しばらくすると、鎮静前と同様な苦痛が出現し、患者さんが再びの鎮静を希望する状況もある。このような状況では、一時的な鎮静を繰り返す、間欠的鎮静が必要になる場合もある。

〈持続的鎮静〉

やがて、間欠的鎮静から目覚めても、すぐに同様の苦痛が出現することもある。このような状態では、もはや目覚めることを前提にしない、持続的な鎮静の是非を、本人、家族、医療者など患者さんに係るチームで、検討する必要が出てくる。

なぜなら、持続的鎮静は、持続的に意識レベルを下げて、苦痛を緩和させることであるが、苦痛が緩和される半面、開始以降、亡くなるまでのコミュニケーションを犠牲にせざるを得ないからである。

持続的鎮静を開始する前に、必ずチームで検討しておくべき課題を挙げてみよう。

苦痛緩和の限界

まずは、その苦痛を緩和するのに、本当に持続的鎮静しかないのか、苦痛を緩和する医療やケアは、十分になされたのか、などの検討は必須である。

なぜなら、苦痛緩和の限界は、その患者さんを診療する医療チームの力量の限界でもあるからだ。

医療チームの力量によっては、同じ病状なのにA病院（Aクリニック）の患者さんは持続的鎮静で一日中うとうと状態であるが、B病院（Bクリニック）では、苦痛は緩和されて覚醒状態で療養できている、という違いが出てしまうことになる。

持続的鎮静を施行する前に、最新の標準的な苦痛緩和がなされたかどうかの検討が必須である所以である。

以上を考えれば、持続的鎮静施行の頻度が高い医療機関は、在宅にしろ、病院にしろ、症状緩和の力量が低く、かつケアチーム全般の力量も低い可能性がある。なぜなら、持続的鎮静は、患者さんをうとうとさせてしまうので、患者さんからの苦痛の訴えはなくなり、関係者の直面していた問題は、表面的には解決してしまうからだ。

つまり、持続的鎮静が多い医療機関では、患者さんを眠らせてしまうことで、問題を解決しようとするため、苦痛症状緩和の工夫やケアの質を高める努力を怠っている可能性があるということなのである。それゆえ、ケアチームの力量は上がりようがないのだ。

もし、十分な症状緩和がなされないままに、もう限界だからと早期に持続的鎮静がなされた場合、症状緩和さえしっかりできれば、周囲との意思疎通を図りながら、人間らしく生きることのできる時間を、医療の名のもとに奪うことになりかねない。

人は人と人との繋がりの中で、社会的存在として生きている。コミュニケーションを犠牲にする持続的鎮静は、その患者さんの社会的生命を短縮してしまう可能性があることは忘れてはならない。なお第7章でも触れるが、病棟における持続的鎮静には患者さんの苦痛緩和のみならず、病棟の管理的要素が含まれることもある。在宅における持続的鎮静は、いわば密室で行われるため、施行頻度が高い医療機関は、倫理的要素も含め、その症状緩和の実力には要注意である。

持続的鎮静を理解しているのか

持続的鎮静はコミュニケーションを犠牲にするわけであるから、そのことを、本人や家族が理解し、そのうえで、本人と家族が希望した場合に、開始されるべきである。ただし、患者さんの病状によっては、患者さん本人とは通常の会話や意思確認が困難な場合もある。この場合には家族と十分に話し合い、そのメリット・デメリットを理解した家族の希望によって行われるべきである。

持続的鎮静は、間欠的鎮静では苦痛の緩和が限界になり、本人から「ずっと眠ってしまってもいいから、この苦痛を何とかしてほしい」との訴えがあった時に、提案されることが多い。もし、開始するのであれば「持続的鎮静後は、会話は難しくなります。持続的鎮静を始める前に、皆さんで、大切な話はしてくださいね」と、本人・家族で、最期の会話を交わせる時間を配慮することは大切なことだ。なお、持続的鎮静は、呼びかけても反応しない程の深い鎮静と、呼びかければ反応できる程度の浅い鎮静の2種類に分類されている。

〈精神的苦痛のみの場合〉

病状の悪化に伴う非常に強い倦怠感や呼吸困難など、時間の経過と共に増悪し、そのまま死にいたる身体的苦痛に対しては、可能な限りの症状緩和の工夫がなされた後に、持続的鎮静が検討されることは、妥当なことである。

時には身体的苦痛ではなく、精神的苦痛のみのために、患者さんから持続的鎮静を求められることがある。しかし、精神的苦痛は適切な緩和ケアによって緩和可能な場合も少なくない。緩和の可能性のある精神的苦痛に対しては、その緩和の可能性を奪うことになる持続的鎮静は適応にならない。

〈持続的鎮静は安楽死ではない〉

前にも述べたように、持続的鎮静が必要な状況は、病状が悪化し、可能な限りの苦痛緩和のための医療やケアがなされても、意識を保ったままでは苦痛が緩和されず、かつ、身体的には死が差し迫っている状況である。

持続的鎮静開始後、多くは短い間に死を迎える。一見、持続的鎮静が死を早めたように見えることもあるが、その死は持続的鎮静施行の有無にかかわらず同じようにおとずれる。

持続的鎮静の目的は、差し迫った死までの苦痛を緩和することであり、死を意図的に早めることではない。苦痛緩和を目的とする持続的鎮静は、例えばオランダなどで行われている、意図的に、致死的薬剤を使用し、目の前での死を目的とする安楽死（わが国では殺人とイコール）とは明確に違うものである。

そのメリット、デメリットも了解し合った上での医療であることを、当事者同士、確認し合っておく必要がある。

苦痛を増す要素

以上代表的な苦痛症状とその対策について説明してきた。これらのことは、自分の身に、あるいは身近な人の身に起こる可能性がある。知っておいて、デメリットはないだろう。

ただし、患者さんの訴える身体的苦痛は、そのベースががんの進行によるものだとしても、その痛みを増減させる要因として、精神的なものや、社会的なものもある。

かつて聖ヨハネホスピスで仕事をしていた頃の経験である。ある男性患者さんのところに会社の上司が面会に来たことがある。その日の夜、患者さんはいつも以上に痛みを訴えた。翌日分かったことだが、会社の上司は、休職期間が長くなったので、そろそろ会社を辞めてほしいと言ってきた、というのだ。その日、患者さんは今後のことを考え、不安で孤独な眠れぬ夜を過ごしたのだと思う。そして、身体的には、いつもと変わらぬ状況だったのに、その不安感や、孤独感が痛みの感じ方を強くしたのかもしれない。痛みは、たんに、身体的問題だけで引き起こされるわけではないからだ。

第4章　初めてのホスピス立ち上げ

終末期がん患者さんの疾患特性を知れば知るほど、患者さんたちが、その限られた時間を、尊厳を保ちつつ自分らしく、人間らしく生きることを支援するためには、短期間に集中した適切な緩和ケアが必要なことがご理解いただけたのではないだろうか。

ここでは、あるべきホスピスケアを目指して取り組んだ聖ヨハネホスピスでの14年にわたる経験と、そこから得られたことを、皆さまと分かち合いたい。

病院からの解放

1991（平成3）年10月、一般病院での終末期医療を改善するべく、私がその立ち上げに参画した時、東京都小金井市にある聖ヨハネホスピスは、桜町病院の外科病棟の一角を使った4人部屋一つと、個室三つの計7ベッドであった。外科病棟との違いは、廊下に絨毯が敷かれていることだけだった。当時はまだ、「ホスピス」という言葉もあまり知られておらず、「ホステス」と間違われたというエピソードがあるほどで、ホスピスのある病院の数も全国で数えるほどだった。

それでも、全国から、あるべきホスピスケアを目指して集まってきたスタッフたちは、ボランティアの皆さんとチームを組み、患者さん・家族を中心にしたホスピスケアに取り組んだ。

ハードとしての療養環境の不備を除けば、患者さんは、自分の物語を自分らしく終えていけたと思う。家族からも評価された。

その時、改めて、人が人を支えるということは、ハードよりもソフトとしてのケアこそが重要である、との思いを強くした。一方で、ハードとしての療養環境にもこだわりたかった。そして、専用の独立型ホスピスが計画されたのである。

1994年5月、念願の院内独立型ホスピス棟が病院敷地内に誕生した。室料差額（部屋代は自費）の必要な個室10、差額無し個室4、差額無し二人部屋3室の、計20ベッドだった。その設計段階から、ケアスタッフはもちろん、関係者が、それこそ何十回と協議して完成したものだった。

それでは、聖ヨハネホスピスの療養環境を巡る旅にご一緒いただきたい。

面会時間の制限と、消灯時間をなくす

まず、家族など患者さんにとって近しい人に限り、面会時間の制限をなくした。どの病院でも、治療上・療養上の理由、また病棟の安全管理などの理由から、普通、面会時間は制限されている。

だが、限られた時間をホスピスで過ごす患者さんたちである。大切な方々と一緒に居たい時に、いつでもそれが叶えられるようにしたのだ。これは、もちろん、聖ヨハネホスピスが一般病棟とは別の、独立型の病棟だったからできたことだと思う。

また、廊下などの公共空間には消灯時間を設けたが、自室での消灯時間はなくした。夜更けの病室で、読書をしたり、書き物をしたい時もあるだろう。また、深夜までテレビを見ることもある。あるいは、自分が死んだ後の家族に思いを巡らし、眠れぬ夜を過ごすこともあるにちがいない。眠りたい時に眠り、起きていたい時には起きていていいのだ。家だったら、誰にも規制されず、そうして過ごしているのだから。

ファミリーキッチンと「さくら湯」

ホスピスも制度上は、病院の一部である。食事は、基本的に体調に合わせた病院食である。例えば病院食は治療を目的とするため、流動食、3分、5分、7分粥、全粥、糖尿病食、腎臓病食、肝臓病食、普通食等に区分けされている。

だが、ホスピスで過ごす人々にとって、治療食は、ほとんど意味がない。がんの進行によって、もう間もなく人生を終えるのである。だとすれば、その食事は、たとえ栄養のバランスが偏っていようが、塩分が濃かろうが、糖分が多かろうが、その時の患者さんにとって美味しければ、それでいいのではないか。たくさんは食べられないのだ。

そのため天窓のあるロビーの一角にキッチンを用意し、ファミリーキッチンと名付けた。そこは家族が、そのような患者さんの好みに合わせ、料理できるように備えたのである。

また、入浴は、疲れを癒し、清潔を保ち、気分をリフレッシュさせてくれる楽しいひと時でもある。我々は、お風呂にもこだわった。介助を受けながらだが臥床《がしょう》したまま入浴できる浴室と、リフトでも入浴できる浴室の二つを用意した。共に坪庭付きである。リフト入浴可の浴室は家族も利用できるようにしたので、患者さんと家族が一緒に入浴することもできる。そして二つの浴室の入り口には、銭湯のごとくに「さくら湯」と名前の入った温泉マーク付きの暖簾が掲げられた。

自室内での飲酒、ペットも自由

お酒が体に合わない人はともかくとして、飲酒できる人にとって、飲酒にはさまざまな意味がある。うれしい時にも、楽しい時にも、悲しい時にも、寂しい時にも、辛い時にも、忘れたいことがある時にも、人は酒を飲む。

聖ヨハネホスピスでは、自室で、自分の判断で飲酒することを自由にした。もちろん、泥酔するほどの飲酒はご遠慮願ったが、既に体調が良くないからホスピスにいるのだ。泥酔するほど飲めはしない。

「あんまり美味しくはないんですが、習慣なので」と言いながらほんの少し、夕食時に、晩酌を楽しむ人もいた。

飲酒することの是非ではなく、飲酒も自由ですよという、自由さを大切にしたのだ。自由であるということは、人間の尊厳の一側面だと思う。

なお、聖ヨハネホスピスの天窓付きのロビーにはバーカウンターもあり、夜には、公共空間の消灯時間まで、ボランティアのバーテンさん相手に、カウンターでアルコールを楽しむ家族や、患者さんもいる。

私も、時には患者さんと患者さんの部屋や、バーカウンターで酒を酌み交わすこともあった。

ところで、聖ヨハネホスピスの居室は、すべて1階にあり、ほとんどの部屋から直接外に出ることができた。そこで、清潔を保つことが条件であったが、各居室でのペットの同室を自由にした。といっても、多くは猫か、犬であり、時には小鳥や金魚だった。

それでも、回診時に、患者さんの枕元や足元で丸くなっている猫や、ベッドの下でかしこまっている犬の様子をみると、彼らが、どれだけ患者さんやその家族に安らぎを与えているのかがよくわかる。その人たちにとって、ペットはまさに、大切な家族の一員なのである。

鍵代わりのアヒルマーク

誰にも邪魔されたくない時、部屋に鍵があれば、鍵を閉めるにちがいない。だが病院では、病室に鍵はつけられていない。急変時にはいつでも入室できなければならないからだ。

だが、それでも、自分一人だけで居たい時も、大切な人と二人だけで過ごしたい時もあるだろう。我々が、その時間を保証するために考えたものがマグネット式のアヒルのマークであった。ホスピスの各部屋の扉は、防音も兼ねた鉄製のものであったので、そこに、そのアヒルのマークが貼り出されている場合には、医師も、看護師も含め、誰も入室しない約束ごとを作った。もちろん、あまりにも長い時間外に貼り出されている場合には、安否確認のため、ドアをノックすることはした。だが、そうした時もたいていは患者さんや家族が外に貼り出したことを忘れている場合だった。

完全防音のプレイルーム

ホスピス棟の一角に、完全防音室を作った。プレイルームと称し、カラオケ、ピアノを備えた。申告すれば、患者さんも家族も使用することができた。純粋に、カラオケを楽しむ人も、ピアノを演奏する人もいたが、音が外に漏れることは、まずなかった。

利用される人に、あえて、そのことは伝えなかったが、完全防音室のもう一つの目的は、この部屋で、誰にも邪魔されず、大きな声で泣き叫ぶことができるようにすることだった。

そんな気持ちになった時、人知れず、その思いを、思い切り吐き出せる場が必要だと考えたからだ。海外のホスピス視察の際に、患者さんや家族のための泣き部屋を用意しているところがあった。それがヒントだった。

家族が宿泊できる部屋

ご主人を亡くそうとしていた奥さんがいた。昼夜を問わず、傍にいた。その疲労がピークに達していることは、誰の目にも明らかだった。

私もそうだったが、看護スタッフは一様に、彼女の疲弊を気遣い、ホスピスの2階に用意してある家族宿泊用の部屋で、休憩するようお勧めした。だが、彼女は、大丈夫ですと言って、結局、ご主人が亡くなるまで、彼のベッドサイドの簡易ベッドで休み、離れなかった。

もう時間がない。今ご主人の傍にいる時間は、ご主人と共に、永遠に戻ってこない。ならば、このまま、一緒に旅立ってもいい。そんな気迫を感じ、我々は、見守ることにした。結局、彼女は倒れることもなく、ご主人を見送った。

そのような人もいる。だが、その想いとは裏腹に、肉体的疲労は蓄積される。だから、できる限り患者さんの傍にいるためにも、患者さんのところに、すぐ来ることのできる、ゆっくり休める場が必要だと考えたのだ。眠れぬ夜を過ごし、日中はほとんどベッド上でウトウトしながら過ごす患者さんもいる。そのような患者さんの家族には、日中、家族室で、ゆっくり休んでもらい、深夜、患者さんに付き添ってもらうこともできる。

外科病棟の一角で始めたホスピスでの経験から、スタッフは皆、そんな家族用の部屋が必要だと思っていた。そして、4部屋用意した。家族部屋は短期にも、長期にも利用できる。ちなみに当時は1泊2000円だった。

以上のように、新ホスピス棟の療養環境は、管理を前提にした病院空間からの解放であった。考えられる限りアットホームで自由な空間の創設を目指したのである（だが、これらのほとんどは、自宅であれば普通に可能なことばかりである）。

身体的苦痛症状の緩和

しかしながら、どんなに療養環境が整えられたとしても、耐え難い身体的苦痛症状が緩和されなければ、最期まで人間らしく生きることは困難だ。

終末期がんの疾患特性で示したように、がんの進行による苦痛症状は、死に近づくほどに増悪するからである。

医療者であれば、がんの痛みで苦しむ患者さんから「死んでもいいから、この痛みを何とかして欲しい」と訴えられたことがあると思う。

そのような患者さんに対しては、すぐに、第3章で述べたような痛み対策に取り組むことになる。多くの場合、痛みは数日で軽減し始める。痛みが軽減すれば、患者さんは喜び「もう、死んでもいいから、この痛みを取って欲しい」などとは言わなくなる。

だが、がんの痛みから解放されることしか考えられなかった患者さんが、がんの痛みから解放されて「ほっ」としながらも直面することは、自分は終末期のがんで、時間も限られているという現実であり、この厳しい現実をどう生きればよいのかという、まさに人間としての苦悩なのである。

適切な医療情報を伝える

とりあえず身体的苦痛から解放された患者さんが、時間と共に衰弱する身体を抱えながら、しかも限られた時間を人間らしく自分らしく生きるために必要な条件は、一体、何であろうか。

少なくとも、そのために必要な基本条件は、自分の置かれている状況が、今どのような状態であり、今後どうなっていくのかという適切な医療情報なのだと思う。その情報によって、患者さんは今後の生き方を考えることができるからである。

だからこそ、患者さんの求めに応じて、適切な情報を伝えていくことが求められるのである。しかしながら、適切な情報を伝えていくということは、必ずしも、すべての情報を伝えることと、イコールではない。患者さんに関わる情報の多くは、悪い情報であり、患者さんによっては、一度にそれらの悪い情報を受けとめる準備がない場合もある。少しずつ、段階的に、患者さんに現実をお伝えしたほうがいいこともある。また、その情報がそのままの真実でなかったとしても、自分の置かれている状況が認識できて、その状況の中を、どう生きるのかを、自分で判断し決定できる情報であれば十分な場合もあると思う。

治すことはできないんです

このエピソードは、聖ヨハネホスピスではなく、在宅で看取った患者さんの話である。だが、その本質は、この項目にふさわしいので、紹介してみたい。

Aさんは食道がん末期の患者さんであった。前にかかっていた医師からは、家族のたっての希望で、本人には逆流性食道炎と告げられていた。初めて診察した日、私は、Aさんを苦しめている症状や、困っていることなどを聞いた。Aさんは食事をしても、内容によっては、つかえたり、嘔吐してしまうことがある、と答えた。

私は「それらについて、ご自分では、どのように認識していますか」とたずねてみた。本人の病状認識を知ることは、大切なケアの始まりであるからだ。すると、「医者からは逆流性食道炎と言われています」とAさん。医師からの説明は、その通り理解しているようだった。そこで、私は「逆流性食道炎は、主に老化に伴って起こってくることが多く、繰り返すと、食道の粘膜がただれたり、食道が狭くなって、食事が通りにくくなったり、食べたものによっては嘔吐してしまうこともあります」と説明した。

Aさんに起こっている現象は、すべて重症な逆流性食道炎で説明できたのである。Aさんは「なるほど、よく分かりました」と答えた後に、「ところで先生、これは治るんですか?」とさらに、たずねてきた。

答えは難しくなかった。「今、起こっていることは、老化に伴う変化なのです。残念ながら、老化は止められませんので、治すことはできないんです。老化が進めば、症状も進んでしまうことになります」。

Aさんは残念そうではあったが「老化なら仕方ないですね」と納得してくれた。その後、食後に嘔吐する回数が増え、衰弱の結果として経口摂取も減ってきた。病状は本来のがんが進行していることを示していたのである。

本人からは、「これは、老化が進んでいるということなんでしょうか」と確認するような問いかけがあるたび、私は「残念ながら、そういうことです」と答えてきた。「そういうことなら、仕方がないですね」と言うのが、Aさんのいつもの言葉であった。

「今起こっていることは、老化による変化ですが、延命目的の点滴などをすることは可能ですよ」とお伝えすると「老化による変化であれば、これは天命だから、延命目的の点滴はしなくてもけっこうです。苦痛さえ取ってもらえれば、後は自然に委ねます」と答えてくれた。その場に同席された家族もうなずきながら聞いていた。

その会話の数日後、呼吸困難が出現した。本来のがんによる、さらなる病状の悪化であった。酸素療法で呼吸困難が改善した時点で、本人と家族に「お別れが近い」ことを説明し、さらに酸素療法でも呼吸困難が増すようであれば、鎮静剤の使用で苦痛緩和は可能であるが、会話は困難になってしまうこともお伝えした。

その日の午後、Aさんは、子供たち、孫たち全員を呼び集めた。そして、一人ひとりと、それぞれに別れの言葉を交わし合ったという。その数日後、家族に見送られて、旅立っていった。

病名は知らされなくとも、今がどういう状態で、今後どのようなことが起こるのか、その結果どうなるのか、という病状が適切に伝われば、患者さんは、その時点で何が大切かを判断し、自分らしい時間の過ごし方を選択することが可能であることを、Aさんは教えてくれたのである。

チームで支える

人間らしく生きるために、そのことを妨げる身体的苦痛から可能な限り解放され、限られた時間を自分らしく生きるために、必要な医療情報を手に入れ、死までの時間を、どう生きるかを決めたとしても、それが実現できるかどうかはわからない。病状の悪化に伴う衰弱で、すでに、自力での日常生活が困難な場合も多いからである。それでも、患者さんの望む生き方が少しでもかなえられるように、医師や看護師と共に、さまざまな職種がチームとして動き出す。

いずれ限界は来るにしても、できる限り、自分のことは自分でやりたいと、衰弱した身体に鞭打ちながらリハビリを頑張りたい人のためには理学療法士が、経済上の問題を抱えている場合であれば医療ソーシャルワーカーが、食事の問題であれば栄養士が、宗教上の問題であれば宗教者が、薬剤に関することであれば薬剤師が、それぞれに連携しながら、患者さんや家族を支援することになる。

医師や看護師の役割は周知のことと思われるので、ここでは、理学療法士や栄養士などの役割について、お伝えしてみたい。

自分の足で歩きたい

70代前半の男性患者Bさんだった。がんの進行による体力低下と身体的苦痛症状があり、入院してきた方だった。残された時間も、月の単位と思われた。

聖ヨハネホスピスに入院して間もないころの回診時「ここのところ、急に脚が弱ってきました。ホスピスでもリハビリはできるのですか」とたずねてきた。リハビリは、例えば脳卒中などによる後遺症としての身体障害や大腿骨骨折後の筋力低下による歩行障害などの患者さんに行われるものであり、少しでも、従来の日常生活に復帰することが目的だ。Bさんはがんの末期状態である。時間の経過と共に、衰弱は進み、やがて死にいたる。どんなにリハビリを頑張っても、元に戻ることはない。衰弱した身体にとって、リハビリは疲労を重ねるだけの意味しかないこともある。

「できなくはありませんが……」とリハビリを希望するBさんの本意を測りかねて返事した私の思いを察したのか、「もとに戻れるとは思っていません。いずれ歩けなくなるでしょう。でも、可能な限り、皆さんの力を借りずに、自分の足で歩きたいのです」とBさんは続けた。そう、誰でも、可能な限り自分の足で歩きたいのだ。

Bさんのリハビリは、どんなに頑張っても、いずれ全身状態の悪化によって確実に中止になることが分かっている。それでもBさんは、可能な限り自分の足で歩きたいと願い、その歩ける期間を少しでも長くしたいと望んでいる。

この場面におけるBさんにとってのリハビリは、Bさんの生き方を支えるリハビリになり得る。いわば心を支えるリハビリだ。それもまた大切なリハビリではないかと私は考えた。そして「わかりました。リハビリの手配をしましょう」と約束した。

数日後、理学療法士がBさんのもとを訪れ、定期的な歩行練習が始まった。その日以降、ホスピスの廊下や中庭の通路を、何度も何度もゆっくりと歩くBさんの姿を目にするようになった。Bさんは頑張っていた。

だが、がんは確実に進行し、衰弱もまた確実に進行していた。ある日、Bさんはホスピスの中庭を歩行中に転倒した。よろける自分を支える力はもうなかったのだ。幸い骨折はなく打撲だけで事なきを得たが、この日、Bさんは自分の終わりが近いことを察したのだと思う。

転倒後の診察時、Bさんは「リハビリは、やめることにします。ここまで支えてくれた理学療法士の方には、感謝しています。でも、もう限界です。理学療法士の方の訪問は中止にしていただいてけっこうです」と言った。私は「本当によく頑張ってきましたね」と頑張りをねぎらった。

そして、あらためてリハビリの意義を考えた。身体的な回復が望めなくても、その大変な状況を可能な限り自立して生きようとする想いを支え、結果として、その人の尊厳を守ることができたのだ、と。

味が濃くなりました

話はさかのぼるが、これは私がまだ外科医だった頃、すなわち1980年代後半、一般病院での終末期医療に取り組んでいた時の話である。栄養士の役割の大切さを知ることになったエピソードである。

当時私は、午前中の回診以外に、夕方も回診をしていた。夕方は丁寧に診察する午前中と違って「変わりありませんか」と術前や術後の患者さんに声をかける程度のものであった。午後の手術後に行っていたので、ちょうど患者さんたちの夕食時に当たることも、多かった。

ある日の夕回診時、70代の女性末期がん患者Cさんが、ベッド上で正座しながら配膳された夕食を前にして、ため息をついていた。配膳された食事は、ほとんど手つかずだった。そして「これが食べられれば元気になると思うんですが、食欲がなくて……」と嘆いていた。「はじめに」でも触れたが、この当時、がん患者さんに病名や病状を伝えることは、ほとんどなく、Cさんもがんとは伝えられていなかった。だからCさんは、食事さえしっかり摂れれば元気になれるのに、と思っていたのだ。

さて、このCさんの嘆きに対して、何かできることはないだろうかと私は考えた。がんの進行によって食欲が落ちているCさんにとっては、どのように栄養豊富な食事であっても、食べられないものは食べられない。それに、頑張って食べたとしても、病状の回復は望めなかった。であれば、量は少なくても、すこしでも美味しかったと思える食事の方がいいのではないか。そんなことを考えながら、病院の栄養士に相談してみることにした。初めてのことである。

栄養士にCさんの病状と食事時の様子を伝え、一度、彼女の話を聞いてもらえないだろうかと、お願いした。栄養士の反応は、「えっ！　私が末期のがん患者さんのところに行くんですか？」だった。

目的は、Cさんの話を聞き、できる工夫があったらお願いしたいということである。そこで、私が同行することと、食事量は少ないので、栄養のバランスを考えたり、塩分などの制限はしなくてもいいことなど伝えながら再度お願いした。栄養士はしぶしぶではあったが、了解してくれた。そして、ある日栄養士と共にCさんを訪ね彼女を紹介し、食事の希望など話してみてくださいと伝え、私は部屋を後にした。

それから数日後の夕回診時のことである。Cさんに食事がどうなったか聞いてみた。彼女は笑みを浮かべながら、「味が濃くなって、食べやすくなりました」と嬉しそうに報告してくれたのだ。私は「よかったですね。また、食事に問題があったら栄養士さんに相談してみましょう」と言い、部屋を出た。そのまま、栄養士のもとへ直行し、Cさんの反応を伝えた。「味が濃くなって食べやすくなりましたと、喜んでいましたよ。味を濃くしたんですか？」とたずねると、栄養士は怪訝そうに、「いいえ、味はいつもと同じです」と応えた。

栄養士の訪問後、Cさんの目の前に現れる食事は、もはや、いつもの味気ない病院食ではなく、話を聞いてくれた栄養士が、Ｃさんのために献立したものなのだ。Ｃさんは、自分の思いを受け止めてくれた栄養士の顔を思い浮かべながら食事したに違いない。Ｃさんの思いを受け止め、彼女のための献立を考えてくれたはずの栄養士との関係性が、Ｃさんの味覚にも変化をもたらしたのである。

この経験の後、私は栄養士の存在の大切さに気づいた。そして、食事に問題を抱えている患者さんがいると、すぐ栄養士に相談するようになった。

聖ヨハネホスピスでは、毎週、多職種が集まり、その時点での入院患者さん全員の情報共有を行う総合カンファレンスを開催していたが、そのカンファレンスに栄養士が参加していたことは、いうまでもない。

チーム自体が「チャプレン」

「チャプレン」という言葉をご存じだろうか。「病院付き牧師」などともいわれている。入院している患者さんや家族の悩みや嘆きに耳を傾けたり、時には求めに応じて宗教者としての役割を果たしている人だ。

だが、けっして布教活動はしないし、宗教の押しつけもしない。医療者とは別の立場でケアに携わっているチームの一員である。わが国では、キリスト教系の病院にいることが多い。

私がホスピス医として働いていた聖ヨハネ会桜町病院は、カトリックを基盤にした病院であったためチャプレンがいた。ある時、アメリカで経験を積んできたチャプレンが、ホスピスのケアカンファレンスで次のように述懐した。

「このホスピスでは、宗教的支援以外、自分の役割はあまり求められていない。なぜかと考えたんですが、ここではチームそのものがチャプレンとしての働きをしているからでは、と気づきました」

この言葉を聞いて、私はうれしかった。ホスピスチームは、対等な関係性のもとにチーム全体が一体になって、患者さんとその家族の苦悩に耳を傾けながらケアに携わっており、結果的にチーム総体として、宗教的役割以外のチャプレンの役割を担っていることを、当のチャプレンから評価されたからだ。

臨床宗教師

チャプレンの話が出たので、ここで「臨床宗教師」についても説明しよう。多くの読者にとって、臨床宗教師という言葉は初めて耳にするかもしれない。

誕生のきっかけは、２０１１年3月11日、忘れもしないあの東日本大震災であった。あの日、突然起きた巨大地震と津波によって、多くの人の命が奪われた。そして同時に、その数の何倍もの人が遺族として生きることになったのだ。

同じ遺族でも、たとえば、がん患者の家族のように、受け入れがたいとしても受け入れざるを得ない一定の経過の後に遺族となる方々とは、まったくちがうのだ。突然、理不尽に、大切な人を奪われた方々は、そのショックと悲しみで、途方に暮れ、涙と放心の中にいた。

あの時、仏教、キリスト教などの多くの宗教者が、現地に入った。そして各地で、犠牲者のご冥福を祈っていたのだ。あまりに深い悲しみの中で、どうしていいか分からなかった方々が、宗教者の祈る姿を見て、同じように祈り出したという。人は祈ることによってしか、現実と向き合えない時がある。現実が過酷すぎて、祈るしかない時もある。

ホスピスケアの場面では、治すという意味において、医療は無力である。もちろん医療には、苦痛を適切に緩和し、患者さんが人間らしく生きることを支える大切な役割もある。

だが、苦痛が緩和されたとしても、人間らしく生きられるわけではない。限られた時間をどう生きたらいいのかという苦悩も、間もなく死を迎えるとして、その死とどう向き合ったらいいのかという苦悩もある。あるいは、死んだらどうなるのだろうなどの、まさに生きている者にとっては未体験の苦悩が始まることも少なくない。そのような、苦悩の場面では、宗教者でなければ対応できないこともある。

以上のような背景のもとに、欧米におけるチャプレンの役割を担える宗教者の存在の必要性が、3・11という未曾有の災害をきっかけに語られるようになってきた。それが布教伝道を目的にしない臨床宗教師という形で誕生してきたのである。臨床宗教師の背景は、仏教、キリスト教、神道とさまざまであるが、いずれにせよ、布教を目的にしない心のケアをする宗教者と考えれば間違いない。その研修は後で述べる「お迎え現象」の中で紹介する私の盟友であった故・岡部健《たけし》の尽力によって、2012年4月に開設された東北大学大学院文学研究科実践宗教学寄付講座を皮切りに、各地の大学で開催されるようになってきた。多死社会を迎える、わが国の新しい風である。

あとどれぐらいですか？

さて、自分の人生が終わりに近づき、間もなく死ぬかもしれないということを実感し始めた時、その方にとって、死そのもの、および死にまつわる事柄は、重要な課題になる。

私は、患者さんから死にまつわる話が出てきたときには、避けることなく耳を傾け、率直に会話したほうがいい、と考えている。ホスピスで過ごす患者さんたちの多くは、いずれ来る死を予感しながら、その日その日を精いっぱい生きている。身体の衰弱をより実感し始めた患者さんの中には、自分に残された時間は、あとどれぐらいなのだろうかと、考え始める方もいる。

そして、ある日、医師に「ところで、先生、私に残された時間は、あとどれぐらいですか？」とたずねてくる。

この章の中ほどで適切な医療情報を伝えることが大切であると強調したが、この質問にどう答えるかは、いささか難しい。

おおよその予測はつくが、外れることもある。その予測に縛られてしまう患者さんもいる。私の場合には、そのような質問に対しては「あとどれぐらいか、気になるのですね。これからの時間については個人差があるので難しいですが、これからどのような変化が起きるのかについてはお答えできます」と応えることにしている。

そして、「今後起きることですが、残念ながら、ご自分でも感じておられるように、体力の低下はこれからも続きます。その結果として、話すことが難しくなります。あなたが一生懸命話しても、声が小さくて周りの方には、聴き取れなくなってしまうのです。だから、大切なお話は早めにしておいた方がいいと思います。それから、指に力が入らなくなってきますので、文字を書くことが難しくなります。大切なお話同様、あなたの自筆でなければならないような書類や、大切な書き物は、早めに書いておいた方がいいと思います」とお伝えする。多くの場合は「よくわかりました」と言って、こうした会話は終了する。

死にまつわる患者さんたちの関心事の中には、「死ぬときは苦しむのだろうか?」という不安もある。だが、そのような不安に対しては、私が「適切な緩和ケアができれば、死ぬときに苦しむことは、まずありません。眠るがごとく旅立てる場合がほとんどですよ」と答えると、患者さんはほっとしたように「安心しました」と言ってくれる。

葬儀はどうしたいのか

本人にとっては、一生に一度のイベントである。当人は、その時遺体かお骨になっているので、葬儀そのものは実感できないだろうが、生前にその状況を想像することはできる。

家族だけなのか、誰を呼ぶのか、呼ばないのか、多くの方々に声をかけるのか。仏式なのか、キリスト教式なのか、それとも神道か、無宗教なのか。どのような花を飾るのか、どのような音楽を流すのかなど、さまざまであろう。

もし患者さん本人から、葬儀に関するこのような話が出てきたら、家族も含めた関係者は、縁起でもないとか、まだ先の話だとか言って、その話を避けてはいけない。本人にとっては、大切な話であり、大切なことの片がつかなければ、心残りのままに旅立ってしまうことになるからである。同時に、残された方も、具体的な場面で、どうしてよいかわからず、途方に暮れてしまうからでもある。

以上のようなことは、当事者同士、その方の間近な死を前提に話を進めているわけであるから、死にまつわる話は、もはやタブーではなくなる。

死後の世界を信じますか

これも、死を間近にした方々にとっては気になる課題の一つである。それと関連するエピソードを紹介してみたい。

まだ、ホスピスケアに取り組み始めて間もないころに出会った40代の男性患者Dさんのことである。

Dさんは、消化器の末期がんであった。苦痛は緩和されていたが衰弱は進み、ほとんどベッド上の生活であった。病状から考えれば、予後は週単位の状態だった。

回診で、Dさんの部屋を訪れたときのことである。部屋にはベッドに横たわるDさんと、ベッドサイドの丸椅子に座っている彼の妻がいた。一通りの診察を終えた後、Dさんは「ところで、先生は死後の世界を信じますか？」と問いかけてきた。

私は戸惑いながらも、今まで何百人もの方々の臨終に立ち会った経験から、「死後の世界はあるような気がしています」と答えた。「でも確証がないんですがね」と笑いながら付け加えた。すると、Dさんも笑みを浮かべながら「先生、私は死後の世界はあると思うんです。そうだ、私が死んだら、死後の世界から先生にサインを送りますよ」と言った。

私が「本当ですか。どんなサインを送ってくれるんですか。でも、暗い夜道でいきなりなんてことは止めてくださいよ」と言うと、Dさんは側にいた妻と大笑いしながら、「そんなことはしませんよ。そうだ、もし風のない日にろうそくの炎が揺れたら、私だと思ってください。それぐらいできそうです」。

今思えば、それだけでもけっこう怖い話だが、そのときには、「よろしくお願いします」と答えたのだ。

その会話の1週間後、Dさんはまさに、信じているという死後の世界に旅立っていった。もう25年ほど前の話である。ちなみに、風のない日に、異様に揺れるろうそくの炎にはまだ出会っていない。あの世が楽しくて、約束を忘れてしまったのか、修業が足りなくて、ろうそくの炎を揺らすほどの力がまだついていないのか。いずれにしても、私はろうそくの炎を見るたびに、今でも、Dさんのことを思い出す。

さて、患者さんとの、さまざまなやり取りから、その患者さんと死を話題にすることがタブーではなくなった場合、私は今のエピソードの経験も踏まえ、時折、患者さんに「私よりも死に近い立場にいるあなたに一つ質問してもいいですか」と問いかける。患者さんは怪訝な顔をしながら「どのようなことでしょうか」と聞き返してくる。

そこで「あなたは自分が死んだら、どうなると思いますか?」と質問するのだ。キリスト教徒の皆さんは揺らぐことなく、「天国へ行きます」と答えてくれる。特定の宗教を持たない方々からは、一瞬戸惑いながらも、「無になります」とか「火葬の後には、原子になって、宇宙に帰ります」などの答えもあるが、少なからぬ患者さんが「あの世(天国、極楽浄土など)へ行くと思います」と答える。「死んでも、行くべき次の世界があると信じています」と言うのだ。

これは、今、健康な方ではなく、自分の死を実感し始めた方々の答えなのである。それなりの重みを感じないわけにはいかない。

お迎え現象

衰弱し、死が差し迫ってくる頃になると、患者さんはよく幻覚を見る。その方には見えても、我々には見えないので、我々を基準にして、幻覚と決めつけてしまっているが、実は我々には見えないだけなのかもしれない。

このような状況での幻覚について、遺族調査をした医師がいた。仙台で在宅ホスピスケアに取り組んでいた故・岡部健である。

彼の調査によれば在宅で亡くなった患者さんの半数近くが幻覚を体験している。また、その幻覚に登場してくる人物の多くは、すでにこの世を去った方々であることも判明した。

幻覚が脳の機能障害であれば、登場人物は故人でなくてもよいのではないか。あるいは大切な方の記憶が、脳に深く刻み込まれているので、そうなるのではないかなど、いろいろな解釈は可能かもしれない。だが岡部は、この幻覚を「お迎え現象」と名付けた。つまり、死が近づくと、すでに、あの世に旅立っている身近な故人が、患者さんを迎えに来るというのだ。

キリスト教徒のように天国の存在を確信している方々以外でも、死を間近にした少なからざる人が、死後の世界があると考えていたり、あるいは「お迎え現象」を体験したりすることを考えると、死後の世界すなわち「あの世（天国、極楽）」がある、とする考えには合理性があるように思える。

よく考えてみれば、わが国の伝統行事である「お盆」は、あの世があることが前提の営みではなかったのか。たとえば、お盆の時に玄関で焚かれる迎え火は、あの世から帰ってくる死者が迷わないようにする道しるべであり、仏壇に供えられるキュウリの馬やナスの牛には、それぞれに意味がある。キュウリの馬は、あの世からこの世へ早く帰ってこられるように足の速い馬に、ナスの牛はお盆の終わりに、送り火のもと、この世からあの世へ、ゆっくり帰っていけるように、歩みの遅い牛に、見立てられているのだ。

さて、そう考えることができれば、患者さんにとっての死は、この世から、あの世への通過点に過ぎなくなる。また、先立ってあの世に行った方々との再会の希望になるのである。さらには、残される人たちもまた、いつの日か患者さんに会えることになる。

だから、死を前提にした場面で交わされる言葉は「さようなら」ではなく「また、お会いしましょう」となるのだ。つまり、再会の希望を確認し合える場面ともなるのである。

第5章　ボランティアの大切さ

ボランティアの役割

ある晴れた日の朝、一人の患者さんが散歩に行きたいと思ったとする。だが、その患者さんは、自力では歩けず、車椅子での移動を余儀なくされている。散歩に行くためには、車椅子を押して、一緒に散歩に行ってくれる人が必要である。医師や、看護師に頼むか？　それは、忙しそうで、現実的ではない。

車椅子を押してくれる人がいなければ、その患者さんの、もう残り少ない人生でふと望んだ、ささやかな散歩への願いは叶わないまま、その日は終わってしまうだろう。

翌日、その方は急変したとする。その方の散歩に行きたいというささやかな願いは、一生かなえられないままに人生を閉じることになるのだ。

何とかならないだろうか。その時、もし、専門家でなくてもできること、すなわち車椅子を押してくれる人がいたら、その人の願いはかなうのに。

聖ヨハネホスピスでは、その願いはかなう。なぜなら、その願いに応えることのできるボランティアが常在しているからだ。

ホスピスで残り少ない人生を過ごす人々にとって、ホスピスでの一日一日が大切な人生そのものになる。その一日が豊かであれば、人生は豊かになる。例に挙げたような患者さんは実際、たくさんいる。そして、自分のことが思うようにできなくなった方々にとって、そのささやかな願いがかなえられた時の喜びは、とても大きい。

ボランティアの支援を受けて、車椅子で近くの公園まで散歩に行った患者さんが、「久しぶりに暖かい陽の光や優しい風を直接肌に感じました。公園の草花を間近に見ることができました。とても幸せです。生きてて本当に良かったと思います」などと感想を述べてくれるのだ。

「尊厳」とは決して大げさなものではない。たとえば尊厳とは、自分が一人の人間として大切にされていると実感できることともいえる。尊厳は、本人の意思だけでは守れない。専門家だけでも守れない。もちろん、社会の制度だけでも、だ。しかし、ホスピスケアの理念を共有できるボランティアの参加があれば、守れる尊厳もあるということなのだ。

ボランティア活動に参加できる条件

ボランティアはチームの一員である。ただし、誰でもいいというわけにはいかない。ホスピスの患者さんたちは、病状の進行に伴い、さまざまな心身の困難に直面しつつ、また遠くない死を予感しつつ、日々を送っている。だから、ホスピスボランティアとして活動するためには、いくつかのハードルがある。それは、患者さんやその家族を守るためのものである。

聖ヨハネホスピスでボランティア活動に参加できる条件について説明してみよう。まずは、毎年5月から6月までの2カ月にわたって行っている、ホスピスボランティア講座を受講していただく。この講座を受講することがボランティア活動に参加してもらう必要条件である。

講座は90分の講義を週1回、計7回で構成されている。そこでは、まずホスピスの理念に関する講義から始まり、次いでホスピスにおける医師や、看護師の役割を、それぞれの立場から話し、また、実際に活動している現役ボランティアからの活動報告も行われる。

その後、活動希望者は面接を受ける。週1回最低4時間以上の活動、および守秘義務の順守を約束できた人だけが、ボランティアとして受け入れられる。

ボランティア活動が始まっても、最初の頃は単独での活動はできないことになっている。経験をつんだボランティアと共に行動し、様々な活動を時間をかけて覚えていくことになる。

また、活動中に特定の患者さんと親しくなり過ぎるようなことは、チームケアのあり方からすると好ましい状態ではない。ボランティアは患者さんに対して平等に接し、一定の距離を保つことが必要だからである。以上が、聖ヨハネホスピスでボランティア活動をしていただくときのルールである。

なお活動に当たっては、万が一の事故のことも考え、ホスピス側としてはボランティア保険に加入している。ボランティア活動の質を保ち、患者さん家族へのケアの質を保つことは、ホスピスの責務である。そのためには活動参加後にも、定期的なミーティングや研修などへの参加を求めている。

ボランティア活動の内容

具体的な活動内容は以下である。庭の草花の手入れ、部屋の花瓶の水替え、軽いマッサージ、話し相手、散歩の付き添い、絵手紙教室の開催、季節の行事のお手伝いなど多岐にわたる。

天窓を持つ聖ヨハネホスピスのロビーにはカウンターバーがあることは既に述べた。昼はそのカウンターバーでお茶などのサービスを受けることができるが、そのサービスもボランティアが担っている。夜は文字通り、ビールやウイスキー、カクテルなどが飲めるバーになる。そのバーテンダーもボランティアである。

ボランティアの役割は、専門家でなくてもできることで、ホスピスで過ごす患者さんやその家族の日常に潤いを与え、すこしでも穏やかな時間を過ごしていただけるように活動することである。

ボランティアには、以上の活動の他にも大きな役割がある。それは患者さんが病を抱えてはいるが、患者としてではなく、一社会人として存在することを支えることである。患者さんにとって、医師や看護師は、自分の心身の状況に対して専門家として関わる存在であり、逆にいうと、医師や看護師の前では、どうしても患者になってしまう。しかし、ボランティアの皆さんとは、社会人として関わることが可能なのである。ホスピスといえども、制度上は病院の一部である。その空間で、社会人対社会人として振る舞えることは、社会性を担保できる大切なことなのだと思う。人は患者としてだけ人生を生きるのではない。致死的病気を抱えていたとしても、社会的存在として生きるのである。我々は、ボランティアを「社会の風」とも呼んでいる。ボランティアはホスピスの空間を爽やかに吹き抜ける社会の風なのだ。

外科医を辞めて、初めてホスピスで働き始めた時、病室にいる私服姿にエプロンを着けたボランティアの皆さんと同じ空間にいて落ち着かなかったのを覚えている。だが今では、地域のボランティアの皆さんが参加していないホスピスはあり得ないと考えている。

家族や遺族へのケア

今までは、患者さんに対してのケアのあり方や考え方を中心に、私がチームと共に聖ヨハネホスピスで目指し、実践してきたことを、お伝えしてきたが、ここからは、大切な人を亡くしつつある家族や、亡くしてしまった遺族のことについて考えてみたい。

自分の大切な人が、間もなく亡くなっていくことを知りながら看病する家族の思いは、いかばかりであろうか。

発病、検査、診断、そしてさまざまな治療の全過程に、励まし、嘆き、悲しみ、苦しみ、時には怒りながら、寄り添ってきた家族や身近な人たちは、ある日、医師から、治療の限界と患者さんの死が近いことを知らされる。頭ではわかっていたことが、いよいよ現実のものになってくるのである。そして、いろいろと悩んだ末、その後の療養場所の一つとして、ホスピスを選んで来るのだ。

第3章で詳述したように、多くのがん患者さんは亡くなる1カ月前頃までは、何とか自力での日常生活が可能であるが、その後急速に病状は悪化し、さまざまな苦痛症状と、日常生活の破綻を経験しつつ死に向かう。

だからこそ、適切な緩和ケアは必要なのであるが、その短期間の心身の変化を、家族は目の当たりにしながら看病することになる。医療側からの度重なる説明で、頭では分かっているつもりでも、目の前の現実が真実なのかどうかも含め、心では受け入れ難い場合も少なくない。しかしそれでも、「家族」は近い将来、確実に「遺族」になる。遺族になれば、必ず、患者さん存命中のことを思い出す。

それゆえに、医療側は家族に、患者さんの身に今起きていること、これから起こり得ることなど、その予後予測も含めて、随時、納得いくまで、繰り返し説明する必要がある。また、どのような質問にも丁寧に応えていく必要がある。

だが、間もなく患者さんを失う予期悲嘆と緊張の中にいる家族である。どんなに丁寧な説明をしたと医療側が思っていたとしても、記憶に留まらないことも稀ではない。あるいは、その現実を受け入れることを拒否する方もいる。そのような家族の置かれている状況にも配慮が必要である。そして、いつでも患者さんのために、最善を尽くす約束をすることが大切である。

残念なことではあるが、やがて、患者さんの旅立ちの日が来る。聖ヨハネホスピスの正式な出入り口は、正面玄関である。正面玄関から入院してきた患者さんは「ようこそ聖ヨハネホスピスへ」と迎え入れられ、死亡退院の時も、正面玄関から「お疲れ様でした」と、スタッフに見送られながら家路につく。精いっぱい生き切った結果としての死である。堂々の人生なのだ。そして、家族は遺族になるのである。

遺族の思い

遺族になった時、もちろん患者さんは、もはやこの世に存在しない。遺族は、喪失の悲しみと、先日まで、具体的な存在であった患者さんを、物理的にも失ってしまった空虚感の中で、患者さんが存命中のさまざまな場面を思い出すにちがいない。

楽しかったことや悲しかったこと、うれしかったことや怒ったこと、悔しかったことや辛かったこと、だが、それらさまざまな思い出の中には、きっと後悔も含まれる。

あの時、あの病院を選ばなければよかったとか、あの治療にすればよかったとか、もっと優しくしてあげればよかったなど……。

特に、病状が悪化し、自分のことが思うようにできなくなった患者さんは、そのイライラや怒りを身近な人に向けることが多く、一生懸命介護している家族と、時にけんかになってしまうことも稀ではない。お互いにきつい言葉を投げ合ってしまうのだ。だが、そのことを、いくら後悔しても、元には戻れない。大切な人は、もういないのだ。

まだ外科医の頃のある出来事を思い出す。何かの調べ物をしていて、死亡退院した男性患者さんの遺族である奥さんに、電話をしたことがあった。死亡後、既に1年を経過していた。受話器の向こうの奥さんは、1年たっても悲しみは少しも変わらないと涙された。よく「時ぐすり」などといわれるように、時間の経過とともに、悲しみも和らぐのではないかと考えていた私は、そのようなことがあるのだと思い知ったのである。

同じく外科医の頃の出来事である。私は1983年11月から翌1984年3月まで、南極海底地質調査船の船医をしたことがあった。その時、たまたま南極海上で読んだ本が故エリザベス・キューブラー・ロスの『死ぬ瞬間』だった。その本をきっかけに終末期医療の大切さに目覚めた私は、下船後も外科医として働きながら、あるべき終末期医療を目指して試行錯誤していた。そのため、それと関連のある書物や文献、記事などに敏感になっていた。

たぶん1986~7年ごろだったと思う。「生と死を考える会」という団体の活動が、東京は四谷の上智大学で開催されているという新聞記事を目にした。

「心はいつも日本人、日本に骨を埋めます」と公言しながら「生と死の準備教育」が教育現場に必要だと提言し続けているドイツ人、アルフォンス・デーケン上智大学教授(当時)が主宰する会であった。新聞記事を読んでいるうちに、その「生と死を考える会」の活動に、ぜひ触れてみたいと思うようになった。

当時、私が勤務していた千葉（八日市場市＝現・匝瑳《そうさ》市）の病院から四谷までは、片道2時間以上はかかったし、その会の定例会は毎月1回行われていたが、平日の夜だったので、同僚医師たちの理解のもと、午後の時間を調整して参加した。

その会には「日本的ホスピスを考える会」とか「死別体験者の分かち合いの会」など、いくつかのテーマ別グループがあった。何回目かの参加時に、「死別体験者の分かち合いの会」に参加してみた。そこで飛び交っていた会話は、喪失の悲しみや医療不信などが多かった。だが、その根底にあったものは、体験者同士でなければ、決して分かち合えないことがあるということであった。この時の経験が、私にとって後述する遺族ケアの原点だった。

近況伺いの手紙

聖ヨハネホスピスでは、患者さんが亡くなった後、例えば1カ月半頃、受け持ちだった看護師が、その遺族へ近況伺いなどの手紙を出す。

亡くなった後は葬儀に始まり、遺産相続などさまざまな社会的手続きが必要になることが多い。遺族は、悲しむ時間もないままに、それら諸手続きに忙殺されることになる。

1カ月半というのは、悲しむ間もなかった遺族が、ようやくそれら諸手続きを終え、ひと段落した頃である。仏教であれば四十九日の頃であるが、改めて、喪失の悲しみを深く実感する頃でもある。

そのような時期に、同じ時間を共にした看護師から、「その後いかがお過ごしですか？ 忘れていませんよ」という、メッセージを込めた手紙が届くことは、うれしいことなのではないだろうか。そのような手紙は、上記以外に死後半年、1年と合計3回ほど送られる。

また、私の在職当時は毎月1回、土曜日の午後2時から、遺族とスタッフの茶話会「虹の会」が開かれていた。まだ患者さんを亡くして間もない遺族が対象である。スタッフが司会しながら、参加した遺族の思いを分かち合うことが目的であるが、みなさん遺族となって間もない方々である。涙なしでは語れず、涙なしでは聞くことができない。だが、思いのたけを語り合えた閉会時には、笑顔で、また来ますと言って帰られる方も少なくなかった（この「虹の会」は現在は3ヵ月に1回開催されている）。

ホスピス遺族会の誕生

さらに私が在職中、桜町病院は、年に1回、ホスピスも含め同病院で亡くなった患者さんの遺族を対象に、同じ敷地内にある小金井教会で、合同慰霊祭を開催していた（今も継続されている）。参加される遺族の多くはホスピスで患者さんをお見送りした方々だ。そのこともあり、合同慰霊祭終了後、ボランティアさんたちの協力のもとに、ホスピスで患者さんを亡くされた遺族とスタッフが交流する茶話会が恒例になっていた。

そこでは、立場は違えども、同じ時を過ごした者同士、あるいは同じような体験をした者同士、その時を懐かしみながら、時に涙、時に笑いありの時間を過ごすのだ。従来は、その茶話会をもって、遺族との関係は終了していた。

ある年の茶話会時に、一人の遺族から、「この茶話会を限りに、スタッフの皆さんと会えなくなってしまうのは残念です。今後も継続的にホスピスと関わりを持ち続けたい」との声が上がった。

私も、外科医の時の経験から、喪失の悲しみが、1年程度で薄らぐものではないことを知っていたし、「生と死を考える会」での経験を通して、体験者同士でなければ分かち合うのが難しいことがあることも知っていた。

当時のホスピス婦長など関係者と話し合った結果、遺族会のようなものを作ってはどうだろうかとの意見が出た。そこで、遺族の皆さんに相談してみた。そうして、有志の方々に世話人になっていただく形で、聖ヨハネホスピス遺族会「さくら会」が誕生したのである。

さくら会の活動

さくら会は、世話人が中心になってさまざまな活動をしている。例えば、毎年5、6月頃に死後1年を経過した遺族を対象にした懇談会を開催している。この懇談会にはホスピススタッフも参加させていただいているが、ここでは、それぞれの遺族が、患者さんの存命中の思い出や、遺族となってからの想いを存分に語り合うのである。その想いを溢れるように語る方も、言葉に詰まりながら語る方も、語るたびに、その時の情景を思い出しては涙ぐむ。

だが、ホスピスでの体験は、限られた時間を精いっぱい生きた患者さんと、その時間を共に歩んだ家族が共有した体験である。

今は喪失の悲しみの中にいるにしても、存命中の楽しかったこと、嬉しかったこと、おかしかったことも思い出す。聴く方々も、自分の歩んできた道や今の想いと重ね、深くうなずき、涙ぐみ、時に笑みを浮かべ、まさに傾聴する。そして、それぞれの想いを分かち合うのである。ここにいる方々は世話人も含め、すべて、近い過去に、ホスピスで大切な人を亡くしたという共通の体験者同士なのである。涙することに、なんの遠慮もためらいもあろうか。

懇談会が終了する頃には、古くからの友人のように語り合い、終了後には、思い切って参加してよかった、と感想を述べるのだ。だから、懇談会は沈痛な雰囲気ではない。懇談会開始時には緊張していた雰囲気も、時間と共に和み、まるで同窓会のようである。

さくら会には、定例の懇談会以外にもう一つの大きなイベントがある。これも恒例になっているが、毎年秋に行われる一泊二日の旅行である。２０１７年も、東京近郊のホテルで行われたが、21回を重ねたことになる。「さくら会」は、大切な人をホスピスで見送ったという体験を持つ、いわば同窓会でもある。旅行では、浴衣でくつろぎながら、１次会、２次会と旧交を温め、過去を語り、今を語り、これからを語り合う。ちなみに、私は、今まで一度もこの旅行は欠かしたことがない。21回、皆勤賞である。

第6章　ケアタウン小平チーム誕生

すでに説明したように、聖ヨハネホスピスでのチームによるホスピスケアは、一般病院での終末期医療の課題のほとんどを解決した。結果、ホスピスケアは、その療養環境も含め、患者さんにも、家族にも高く評価された。

患者さんが亡くなって、聖ヨハネホスピスの正面玄関から、自宅へ帰るとき、何人もの家族から、聖ヨハネホスピスで受けたケアに感謝されるとともに「自分も終末期のがんになってしまったら、ここに来ます。その時は、よろしくお願いします」と言われた。お世辞かもしれないが、うれしい言葉である。多くの患者さんからも、それまでの一般病院からホスピスに転院できたことの喜びや、自分を大切にしてくれるスタッフへの感謝の言葉もいただいた。

そうなのだ。終末期のがん患者さんや家族を主人公にしたホスピスケアは、その人が心身の困難に直面しつつも、人間らしく、自分らしく、尊厳を持って生きることを支援することが目的なのだから、その目的が達成できれば、患者さんとその家族から高く評価されても不思議ではない。

だが、命の危機に瀕し、心身の困難に直面している方々は、がん患者だけではない。ホスピスケアの普遍性を考えれば、考えるほど、医療保険制度上、ホスピス（緩和ケア病棟）で、ケアを提供できる主な疾患が終末期のがんや、エイズの末期に限られている（エイズは治療薬の進歩もあり、ホスピスを利用する患者さんのほとんどはがんである）という現実の前で、私は、これでいいのかと、自問自答するようになっていた。

本音を言えば家に居たかった

何人もの患者さんから「ここでのケアには本当に満足しています。でも、本音を言えば、家に居たかったんです」という言葉も聞かされた。私は「そうですよね」と応えつつ、その本音にどう向き合えばいいのか、悩んでもいた。その当時、聖ヨハネホスピスから、在宅への往診もしていたのだが、在宅での看取りは、年間10人に満たなかった。

私にとっては、ホスピスが拠点であり、入院している患者さんを優先させざるを得なかったのだ。それに、24時間の訪問看護体制もほとんど整備されていなかった。結局、土壇場でホスピスへ入院し、そして看取りとなることもあった。

ホスピスケアは、がんの患者さんに限らず、命の危機に瀕し、心身の困難に直面しているすべての方々に必要なケアである、と考えるようになっていた私の頭の中に、「本音を言えば、家に居たかったんです」という患者さんたちの言葉も居座り続けていた。どうしたらいいのだろう。

どうすればいいのだろう。

アジアと北欧でホスピス巡り

２００１年10月から、答え探しの旅に出ることにした。ホスピスチームとも話し合い、1年間休職することにしたのだ。聖ヨハネホスピス着任後、ちょうど10年が経過していた。私が不在でも、一緒に仕事をしていた同僚医師たちによって、ホスピスの運営は問題ないと確信できたので思い切ってみた。

1年間をどう過ごすか考えた。最初の半年は英会話の勉強に集中し、残りの半年は、その英語力を駆使して、アジア各国に広がりつつあるホスピスを巡ってみる。そして、仕上げとして北欧の福祉の現場に接してみよう。

アジアのホスピス巡りは、不十分な英会話力であったが、一人でシンガポール、マレーシア、ベトナムの3カ国を訪ねた。シンガポールでは在宅ホスピスケアを受けている患者さん宅に同行し、マレーシアではホスピス医と懇談もした。ベトナムではハノイにあるがんセンターのホスピスを訪ねてみたが、ここがホスピスですと案内されたホスピスは、私の記憶する限り、4人部屋が基本のようだった（古い記憶なので間違っているかもしれないが）。

各国に特有の事情があった。ホスピスケアはハードウェアよりもソフトが大事であることも承知している。ただ、私は、ベトナムでは既に読者の皆さまにご紹介した理想的な聖ヨハネホスピスの現状を語ることに、ためらいを感じてしまったことを思い出す。いずれにしても、ホスピスの理念は地域を超え、人種を超えて、普遍的であることを実感して帰って来た。

ところで北欧の福祉に接してみたいと思ったのは、私の求める答えのためには、それまで、良く知らなかった福祉の世界を学ぶ必要もあると考えたからだ。そこで、当時大阪大学大学院の教授をしていたジャーナリストであり『「寝たきり老人」のいる国いない国』の著者でもある大熊由紀子さんに相談した。

大熊さんは「もし、福祉を学ぶなら、今はデンマークの福祉が世界一です。ぜひ、デンマークへ行ってみてはいかがかしら」とアドバイスしてくださった。同時に「その前に、デンマークの福祉を取り入れ、日本一の福祉に取り組んでいる秋田県鷹巣町《たかのす》（現・北秋田市）に行ってみては」と勧められた。

2002年5月、私は鷹巣町に向かった。鷹巣町には「ケアタウンたかのす」という複合施設があり、その中にあった老人保健施設は、デンマークの福祉をモデルにしたものであり、一人暮らしが困難になった人々が、自立と尊厳を持って暮らせるような取り組みが行われていた。当時、日本一の福祉と言われ、全国からの視察も絶えなかった。施設を見学させていただきながら、素晴らしいと感動しつつも、私は案内してくれたスタッフにある質問をしてみた。

「ここで、まさに自立と尊厳を守られながら暮らしている皆さんが、もし終末期のがんになったらどうなさるのですか」

その答えは「もし、そうなったら病院に入院していただきます」というものだった。私はさらに「どのような病院ですか」とたずねると「一般の病院です」と答えた。

そうなのか。日本一と言われている福祉も、最期は病院に託すんだ。それも、私が人生の終末を過ごすには相応しくないと考えている一般病院に。日本の福祉の限界を思い知らされたような気がした。

しかし、同時に「ケアタウンたかのす」とホスピスが合体できれば、終末期がん患者さんにとってここは、終の棲家になれるのにとも考えた。

「ケアタウンたかのす」の敷地内にあった一人暮らしの高齢者のためのアパートは大いに参考になった。各部屋は、アパートだから当然なのであるが、鍵のかかる独立したものであり、車椅子でも使用可能なシャワー、トイレが設置され、障害を持っていても暮らしやすいように工夫されていた。また、一歩外に出れば、共同で利用できる浴室や食堂があった。プライバシーは守られる一方で、他者との交流ができる広場のような空間があったのだ。

このアパートを見たとき、私はこれだと思った。なぜなら、私は聖ヨハネホスピスでのケアに取り組む一方、在宅での療養を望む終末期がん患者さん宅を細々と訪問していたのだが、訪問距離で悩んでいた。

在宅ケアの期待には応えたい。しかし、各地に散在する患者さん宅を訪問することは、それなりに時間を要することだった。その頃、渋滞した路上や、開かずの踏切の前で考えていたことは、患者さんたちが聖ヨハネホスピスの近所に引っ越してきてくれないかな、ということだったのだ。この「ケアタウンたかのす」のアパートは、3年後、後述する「ケアタウン構想」の一部として実現することになる。

休職も終わりに近づいた2002年9月、私にとっては最高の同行者、大熊由紀子さんと共にデンマークを訪れた。そして、念願の世界一といわれる福祉に、直に触れてきた。

私たちは、あるご夫婦の自宅を訪問させていただいた。お二人とも、頸椎に問題があり、首から下は麻痺状態であったが、夫婦それぞれに24時間のヘルパーがついており、その介護を受けながら自宅で普通に暮らしていた。お二人には障害年金が支給されていたが、その障害年金を使って、ヘルパーを自分たちで雇用していたのである。つまり、そのようなことが可能な障害年金額だったのだ。

当時のデンマークの消費税は25%であり、日本に比べれば目をむくほどの高い税率であった。だが、そこで実感したことは、その税金の使われ方のまっとうさであった。自分の身近な地域の中で、認知症でも重度の障害を持っていても、自立と尊厳は生涯守られる、ということが誰の目にも明らかな形で使われていた。高くとも納得のいく税金なのだ。

ホスピスケアに関連した新たな知見はなかったが、それでも、この視察旅行中に私の新しい取り組みとなる「ケアタウン構想」の輪郭が、かなりはっきりしてきたのを感じ始めていた。

デンマークを離れる前夜、オーフス市のホテルで、ようやく「必要とするすべての人にホスピスケアを提供するためにはどうすればいいのか」という自問と「本音を言えば、家に居たかったんです」という患者さんの思いに対する共通の答えが見えてきた。その高揚感の中で、朝まで眠れなかったことを思い出す。

結論は「出向くこと」

答え探しの旅を通して出た結論は、シンプルなものだった。ホスピスケアがさまざまな人に必要な、どんなに普遍的なケアのありようであったとしても、我々がホスピスで待っている限り、ホスピスに入院して来た人にしかケアは提供できない。

であれば、ホスピスで待っているのではなく、ホスピスチームが在宅でのホスピスケアを望む患者さんの住まいに出向けばいいのだ。

在宅であれば、制度に基づき疾患の限られてしまうホスピスと違って、がん、非がんを問わずに、どのような疾患でもホスピスケアが提供できる。つまり、命の危機に瀕しているすべての人にホスピスケアは必要であるというホスピス本来の理念と、できれば最期まで家に居たかったという患者さんの住まいの本音の両方に応えることができるのだ。

私は、この結論を「ケアタウンたかのす」にちなんで「ケアタウン構想」としてまとめてみた。この「ケアタウン構想」の核心は、施設としてのホスピスではなく、住み慣れた地域の中でホスピスケアを提供することであった。

帰国後、その構想をどう実現するかについて志を同じにする仲間に相談した。最初に相談したのは、1991年に聖ヨハネホスピスに赴任して以来の盟友、長谷方人《はせつねと》氏だった。長谷氏は、芥川賞作家の故・重兼《しげかね》芳子さんとともども、聖ヨハネホスピスのボランティア組織創設に尽力してくださったが、その後、ホスピスコーディネーターとして活躍していた。

長谷氏は「ケアタウン構想」に深く共鳴し、「ハードは私が担う。先生はソフトを担って」と、その実現に向けて、迅速に動き出してくれた。

ホスピスコーディネーターを辞め、「ケアタウン構想」の拠点づくりのために、なんと不動産などを管理運営する会社「暁記念交流基金」を立ち上げたのだ。

そして、小平市にあった都市銀行運動場跡地を探し出し、そこを「ケアタウン構想」の拠点としてみてはどうかと提案してきた。異論のあるはずがない。

ハードとしての拠点の場所が決まり、あとは「地域の中でホスピスケア」を展開するためのソフトであるチーム創りに焦点は移った。

この頃には、長く聖ヨハネホスピスで主任看護師として活躍し、その後聖ヨハネホスピスケア研究所の看護研究員であった蛭田《ひるた》みどり氏（現・ケアタウン小平訪問看護ステーション管理者）にも相談し、この構想に参加していただくことになっていた。

ケアタウン構想を可能にする事業所

「ケアタウン構想」の目的は、がん、非がんを問わずに、その人が望むなら「住み慣れた街で、最期まで生きて、逝く」ことができるように、在宅でホスピスケアを提供していくことである。また、それが可能な地域を造ることでもある。そのために必要な事業は何かを考えてみた。

まず、在宅で最期まで過ごすためには、急変時にも24時間対応できる専門性を持った医療は必須である。

また、病状が進み、体力が低下してくれば、自力での日常生活は困難になり、何らかの介護が必要になってくる。そして、介護は亡くなるまで続くのだ。誰が、その介護を担うのか。家族がいれば、家族が介護することになるが、介護の程度が重くなってくれば、家族だけでは対応困難になってくる場合も多い。

家族の介護力不足を補う形で、訪問介護が開始されたり、日中はデイサービスを利用したり、あるいは生活し易いように、介護用ベッドが用意されたりする。介護関係は、介護保険を利用することになるため、それらをコーディネートしケアプランを作成するケアマネージャーの存在も欠かせない。

また病気など、さまざまな障害を抱えている人々にとって、日々の食事の用意は困難なことも多い。生きる源でもある食事を支えることも大切なことである。

上記を踏まえ「ケアタウン構想」に必要だと考えた事業所は次のようなものだった。

①24時間対応できる診療所
②24時間対応できる訪問看護ステーション
③居宅介護支援事業所（ケアマネージャーの事業所）
④訪問介護ステーション
⑤デイサービス
⑥配食サービス
などである。

顔と顔を合わせるチームケア

我々が取り組んできた聖ヨハネホスピスでのケアが、患者さんからも、家族からも高く評価された最大の理由は、チームが本来的なホスピスケアを提供できたからである。なぜ、できたか。それは、患者さんのところに、医師や、看護師が、別々に訪問したとしても、戻ってくる場所（ナースステーション）は同じであり、何時でも顔と顔を合わせたカンファレンスや情報交換ができ、それに基づいた適切なチームケアができたからだ。

患者さんの自宅を訪問する在宅ホスピスケアであっても、施設ホスピスと変わらぬ質のケアを提供するためには、訪問診療する医師も、訪問看護師も、ケアマネージャーも、別々に、患者さんの家を訪問したとしても、戻って来る場所が同じであればいい。随時行われるカンファレンスや情報交換が、顔と顔を合わせて可能になり、施設ホスピスと変わらぬチームケアが担保されるからだ。そのためのハードは、それぞれの事業所が隣同士にあればいいことになる。

ケアタウン小平の完成

訪問看護ステーションやデイサービスなどの事業所の設立は法人であればできる。長谷氏や蛭田氏とどのような法人にするか相談し、結果的にNPO法人の設立がベターだろう、ということになった。

その理由は、聖ヨハネホスピスでのチームケアにおけるボランティアの存在の大切さを3人とも痛感していたからだ。NPO法人であれば、ボランティアの参加が得られやすいと判断した。結果的に2005年6月NPO法人「コミュニティケアリンク東京」が承認され、活動を開始することになった。この法人は現在、訪問看護ステーション、ケアマネージメントセンター、デイサービスセンターを運営している。

ちなみに、当法人は2015年7月29日、活動の公益性が認められ、仮ではあるが、東京都より認定NPO法人として承認された。

NPO法人としての活動が始まる少し前に、東京都小平市の緑豊かな玉川上水から歩いて5分ほどの住宅地の一角に、ケアタウン構想の拠点になる3階建ての建物が完成し「ケアタウン小平」と命名された。このケアタウン小平の1階に、在宅ホスピスケアを支える事業所が集約され、

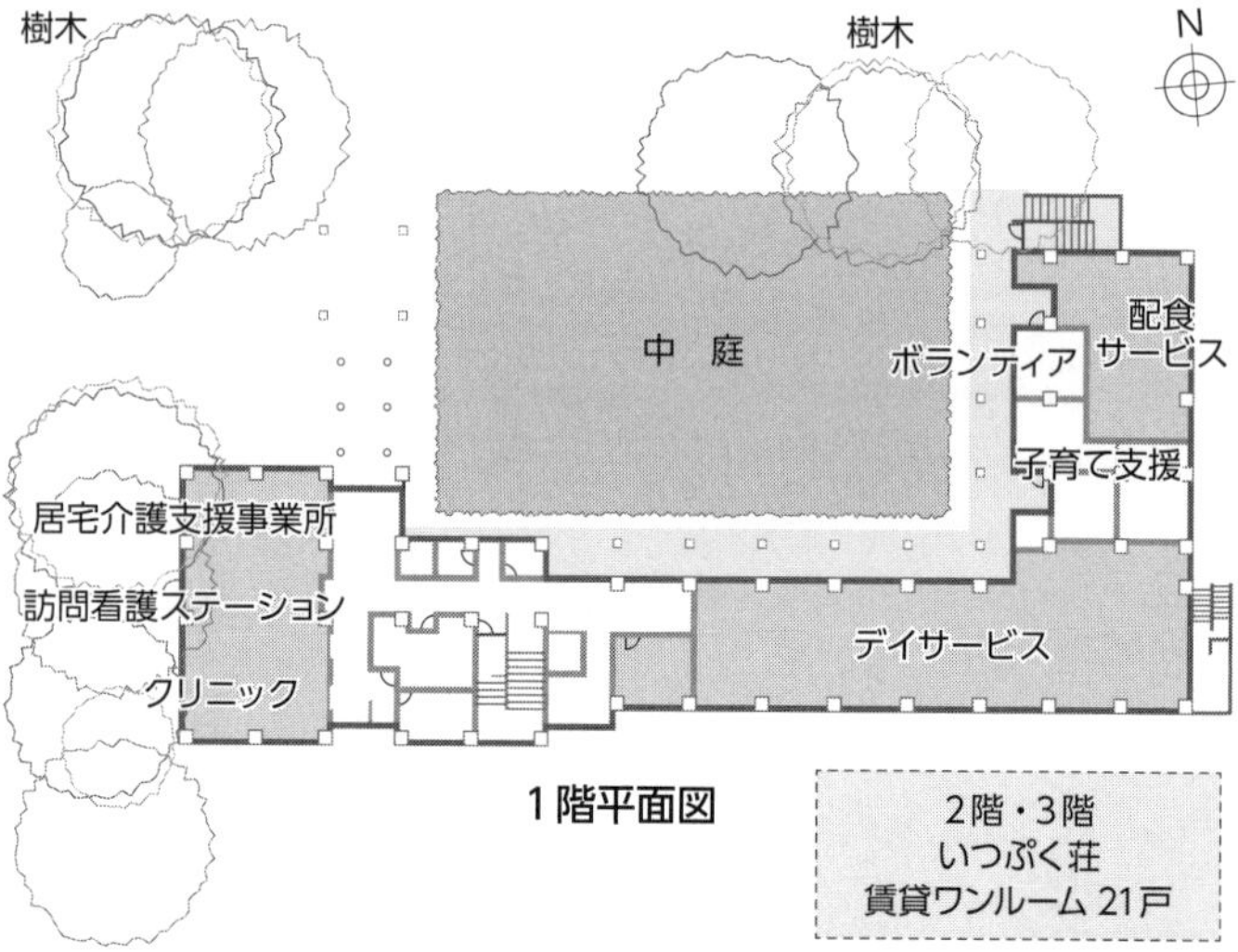

【図3】　ケアタウン小平の1階の平面図。図・スタジオサムワン

まさにいつでも顔と顔が合わせられる物理的環境が整ったのである【図3】。

なお、「ケアタウン小平」の2階、3階は「いつぷく荘」と名付けられたアパートになっている。このアパートは、高齢だったり、病気や障害を持っているが、外部からの、訪問診療や、訪問看護、訪問介護を受ければ、何とか一人暮らしが可能な方々のためのアパートである。ここは、まさに前述した「ケアタウンたかのす」にあった一人暮らし高齢者用アパートが原型である。なお、入居等に関しては、大家である「暁記念交流基金」に問い合わせていただきたい（電話042－321－1045）。

〈ケアタウン小平チーム〉

以上のような経過のもとに、ケアタウン

小平を拠点にした現在のケアタウン小平チームを構成する事業所は次のようになる。

（1）株式会社暁記念交流基金

建物としてのケアタウン小平の管理・運営

アパート「いつぷく荘」の管理・運営

（2）仮認定NPO法人「コミュニティケアリンク東京」

①24時間対応ケアタウン小平訪問看護ステーション（2018年1月現在、常勤看護師7名、非常勤看護師2名、常勤理学療法士2名、常勤作業療法士1名）

②ケアタウン小平デイサービスセンター（常勤スタッフ4名うち2名は看護師、非常勤スタッフ14名）

このデイサービスは、医療ニーズが高く、一般のデイサービスの利用が困難な介護度の高い利用者にもサービスを提供している。

③ケアタウン小平ケアマネージメントセンター（居宅介護支援事業所）

終末期がん患者は、その疾患特性として短期間に急速に変化し、在宅療養開始後、約半数は1カ月以内に旅立っている。

多くのケアマネージャーは介護職をキャリアとしている人が多く、その疾患特性を熟知していない場合も少なくない。そこで、在宅緩和ケアの重要性を理解し、チームを組めるケアマネージャーを探し出し、ケアマネージャー事業所を開設した。

（3）24時間対応ケアタウン小平クリニック（個人開業）

長く、機能強化型在宅療養支援診療所として活動してきたが、2016年4月からは制度化された「在宅緩和ケア充実診療所」（第12章参照）として活動している。3名の常勤医は、全員聖ヨハネホスピスでの経験も含めホスピス（緩和ケア病棟）での臨床経験を数年以上（3年、6年、14年）有している。ホスピスの理念を共有する同志である。1名は日本緩和医療学会専門医、もう1名は同学会認定医でもある。当クリニックは日本緩和医療学会や、日本財団の指定研修施設にもなっている。

（4）株式会社ケアタウン小平みゆき亭

配食サービスの会社である。「いつぷく荘」入居者の3食、デイサービス利用者の昼食、ケアタウン小平チームの昼食、近隣住民への配食サービスを行っている。

【図3】は、ケアタウン小平の1階の平面図である。在宅ホスピスケアを支える事業所が1階に集約されている様子がお分かりいただけるものと思う。これで、ケアの質を担保する、顔と顔を合わせたチームケアが可能なのである。

なお、図中にある「ボランティア」は後述するボランティアの活動拠点を示し、「子育て支援」はNPO法人の地域活動の一環として取り組んでいるもので、地域の子供たちに遊びの場を提供したり、絵本の読み聞かせなどを行っている拠点を示している。

ところで、在宅ホスピスケアに取り組む我々が、なぜ、子育て支援にも取り組んでいるのかについて、疑問を持たれる読者もいるだろう。その経緯についてお伝えしてみたい。

第9章で詳述することでもあるが、我々は、ホスピスケアを通して、自力では解決できない状況の中にいる方が、どうしていいか分からず途方に暮れている時に求めることは、励まされることよりも、自分のことを心から分かってくれる真に拠り所となる存在であることを学んできた。

そのことを普遍化して考えてみると、子育てで悩むお母さんも、学校でいじめられている子供たちも、共に求めていることは、励まされることよりも、自分のことを分かってくれる拠り所であるということなのだ。そのことに気づいた我々は、在宅でのホスピスケアだけでなく子育て支援にも取り組んで行きたいと考えたのだ。

その取り組みの一つが「集まれ子供広場」だ。これは毎月1回、日曜日の午前中に、近隣の子供たちに声をかけ、ケアタウン小平の中庭などで、皆で遊ぶのだ。ただ遊ぶのではなく、「アフタフ・バーバン」という子供の遊びを専門にしているNPO法人の協力を得て、自分たちで考え工夫したやり方で遊ぶのだ。子供たちに、遊びの場を提供することで、「ケアタウン小平」が、子供たちやお母さんたちの拠り所の一つになれればいいと、願っている。

ケアタウン小平チームの目的

かくして、2005年10月、ケアタウン小平チームは活動を開始した。その目的は繰り返しに

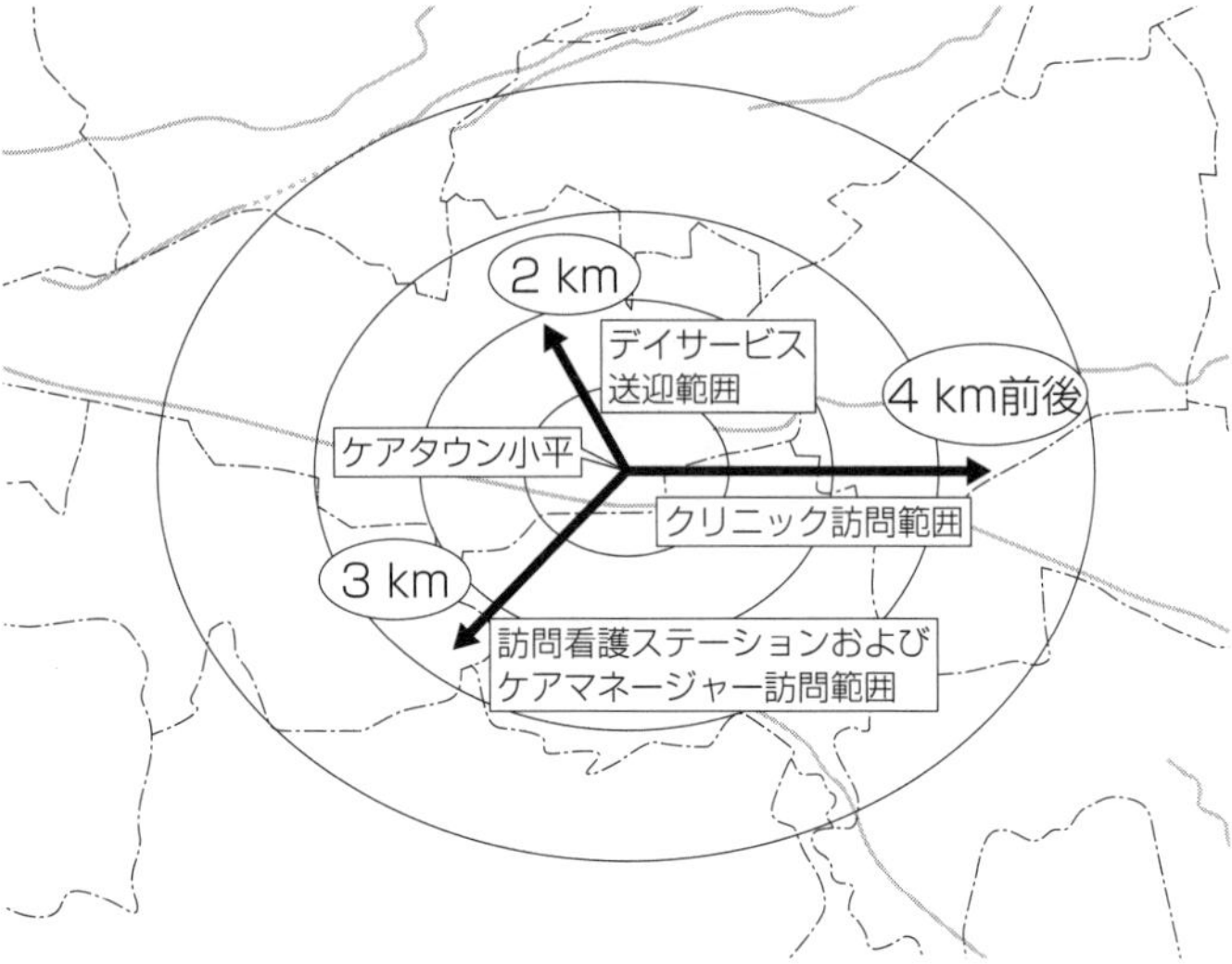

【図 4】 ケアタウン小平チームの行動範囲。

なるが、がん、非がんを問わずに、その人が望むなら「住み慣れた街で、最期まで、生きて逝く」ことができるように、在宅でホスピスケアを提供していくことである。

【図4】は、ケアタウン小平チームの活動範囲を示している。まず、デイサービスであるが、医療ニーズも高く、介護度も高い人が多く、送迎もあるため、そのサービス範囲はケアタウン小平を拠点に半径約2キロ前後としている。

次に訪問看護ステーションであるが、車以外に、自転車での訪問もあり、やはりケアタウンから原則半径3キロ前後としている。ケアマネージャーも自転車での活動であり、訪問看護ステーション同様、原則半径3キロ前後としている。だが現実的には、双方とも少々遠方でも、相談に乗る場合もある。

クリニックに関していえば、開業当初は、訪問看護ステーション同様、半径3キロを原則にしていたのだが、ニーズも多く、現在では半径4キロ前後でも訪問することもある。

最期まで在宅で過ごせる条件

さて、これまで在宅ホスピスケアを提供するチーム側のありようについて述べてきたが、それだけでは在宅療養は成立しない。

そこで、改めて患者さんの心身の苦痛に適切に対処できる、24時間対応の訪問診療・訪問看護があることを前提に、最期まで在宅で過ごせる条件について考えてみたい。

まずは本人、家族が在宅での療養を希望していることが基本になるだろう。ただ、本人が希望していても、どうしても介護する家族の都合がつかないこともある。あるいは、家族としては最期まで家で介護したいと考えていても、家族に迷惑をかけるからと、頑なまでに入院を希望する場合もある。

さらには、在宅は最初から無理だと思い込んでいる方々の中には、在宅療養を支える仕組みがあることを知らない場合もある。

また、可能な限り在宅で過ごすが、最期は入院でと考えていた患者さんとその家族が、24時間対応の医療の支援を受けているうちに、これだったら最期まで在宅で過ごせるかもしれないと、その希望が変わってくることも良くある。思い抱いていた不安が、在宅でも具体的な対応策があることを知り、安心に変わっていくことを実感できるからである。要するに、最期まで在宅で過ごせる条件とは24時間対応の専門的医療を前提にすれば、最期まで何等かの介護が受けられることなのである。

ただし、家族の急病や疲弊など、何らかの理由によって、介護力が限界になり、在宅療養が困難になった時に備え、一時的入院も含め、入院療養可能な緩和ケア病棟などの医療機関と連携しておくことは大切である。前述した条件が整えば、ほとんどの場合、最期まで家にいることは可能なので、これは、万一に備えた安心保険のようなものである。

いずれにせよ、在宅療養が困難になる理由のほとんどは、何らかの理由で介護に限界が来た場合である。したがって、緩和ケアの専門性を持った24時間対応可能な医療チームさえ確保できれば、自宅でなくても、有料老人ホームでも、特別養護老人ホームでも、グループホームでも、サービス付き高齢者住宅でも、つまり、人生最期までの介護が保証されるところであれば、そこは、終の棲家になり得るのである。

在宅緩和ケアの質を示す在宅看取り率

さて、我々ケアタウン小平チームの目的は、先述した通りであるが、その成果を示す一つの指標が在宅看取り率である。

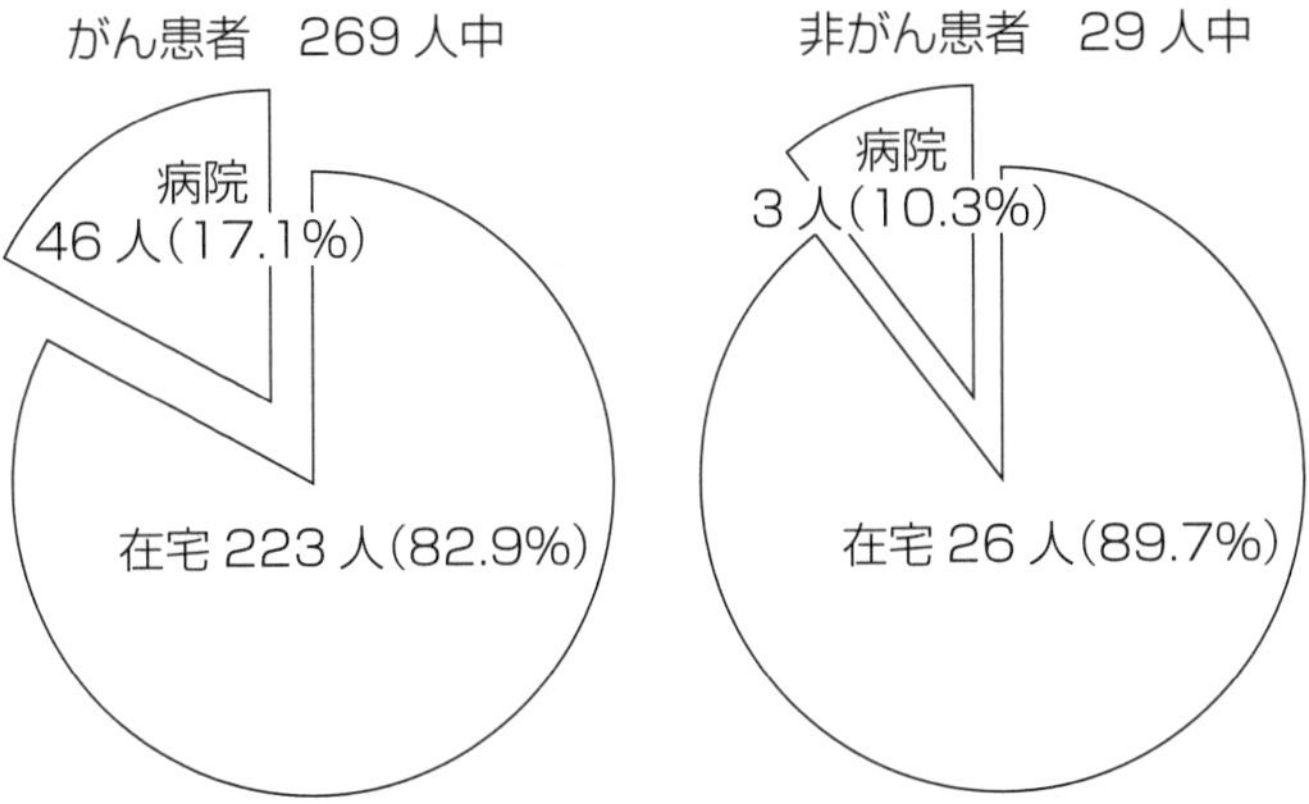

平成26年4月～平成29年3月

【図5】　直近3年間のケアタウン小平クリニックの在宅看取り率。

在宅看取り率とは、在宅療養を開始した方々のうち、最期まで在宅で過ごすことのできた方の割合である。「最期まで在宅で過ごせる条件」を満たしたとき、それは可能になる。

最近3年間の当クリニックの在宅看取り率を示してみよう。【図5】をご覧いただきたい。これは、平成26年4月から平成29年3月までの在宅看取り率が、がん患者さん82・9%（269人中223人）、非がん患者さん89・7%（29人中26人）であることを示している。

がん、非がんによらず、「最期まで在宅で過ごせる条件」をクリアできれば、状況によって変動はあるにせよ、おおよそ80%以上の方の願いが叶うことは、お分かりいただけるのではないだろうか。

ところで、なぜ在宅看取り率が、在宅緩和ケアの質を表すかと言えば、本人とその家族の思いに応え、それを実現させるためには、適切な症状緩和などの専門性と、適切なチームケアがあってこそ、高い看取り率が実現できるからである。

苦痛緩和が適切にできなければ、それだけで在宅療養は破綻してしまうだろうし、しっかりとした24時間対応の医療体制がなければ、土壇場で救急入院などということも起こり得る。

そして、一般病院への入院となれば、安全優先の病棟管理のもとに、延命医療の継続が前提になるため、最期の時を自分らしく尊厳をもって過ごしたいとの願いが叶えられることは難しいだろう。

どんなにたくさんの在宅療養患者さんを診療していても、もしその病状悪化が、あらかじめ予測され、なおかつ病院に入院しても改善できないことが分かっているのに、在宅医療機関側の都合で、最期は病院にお願いするのでは、患者さん、家族の願いに応えたことにはならないのではないだろうか。

さて、先述もし、第12章でも述べるが、年間の在宅看取り数など、いくつかの要件を満たした機能強化型在宅療養支援診療所は、２０１６年4月より「在宅緩和ケア充実診療所」と標榜することが可能になった。在宅での緩和ケアの専門性を患者さんや家族に明示できるようになったことは、長い間在宅緩和ケアに取り組んできた関係者にとっては朗報であった。そして現在、わが国では「在宅緩和ケア充実診療所」の届け出を出している医療機関は四百数十カ所ある。また、看取り数の多い診療所の一覧などが分かる書籍なども発売されている。だが、その一覧を見て、

「在宅緩和ケア充実診療所」のすべてが、本当に適切な緩和ケアが提供できているのかと、大きな疑問が湧いてきた。「在宅緩和ケア充実診療所」は厚労省の示した施設基準を満たせばどこでも表示できるが、その基準はケアの質を担保しているわけではないからだ。

当局にはぜひ、在宅緩和ケアの質の指標になる「在宅看取り率」も「在宅緩和ケア充実診療所」の施設基準の一つにしていただきたいと願うものである。

遺族へのケア

ケアタウン小平チームの遺族ケアについても書き述べてみたい。先述したように、ケアタウン小平チームは、ケアタウン小平を中心にした半径4キロ前後圏内で、毎年80名を超える患者さんの在宅看取りを行っている。つまり、上記エリアに、毎年80家族以上の在宅看取りを経験した遺族が誕生している、ということなのだ。

専門家にお任せする病院やホスピスでの看取りではなく、その全過程に主体的に参加し、大切な人を在宅で看取った経験を持つ方々の地域人口密度が、毎年高くなっていくのである。そして、ケアタウン小平チームの活動が続く限り、そのエリアの遺族の人口密度は年々増加していくことになる。いつの日か、何らかの文化的な変化が起きるような予感すらしてきてしまう。

ところで、ケアタウン小平チームにはホスピスでのケアの経験を持つスタッフが多数いる。皆、遺族に対するケアの大切さは熟知している。特に訪問看護師は、在宅療養の開始から、病状が悪化して、亡くなっていくまでの全経過に、そして、その後の、いわゆるエンゼルケア（死後の処置）まで、きめ細かく関与することがほとんどである。その間の、患者さん、家族との交流は、医師以上に濃密なものになっていくだろう。

患者さんは、自分の思いを受け止めてくれそうな人に、その思いのたけを吐き出し、時にぶつける。その対象はまずは身近な家族であるが、さらには主に日常的なケアに携わる看護師であることも少なくない。

看護師は、そのような患者さんや家族のやり切れぬ思いを、共感的に受け止める。それだけでなく、「家族」がいずれ「遺族」になることを知っているから、家族のケアにも心を配るのだ。つまり遺族ケアは、家族の方々と出会った時から始まっているのである。

在宅看取りの場合、遺族が本人の願いに応えたという、一種の達成感を持つことも少なくないが、しかし、それと喪失の悲しみ、喪失の空虚感は別である。

ケアタウン小平チームの遺族ケアは、上記を十分理解した、ケアタウン小平訪問看護ステーションが中心に行っている。

まずは、多くの場合、患者さんの死後四十九日前後に、担当看護師が、遺族のもとにお花を届ける。次いで、死後半年、1年目に患者さんの担当訪問看護師が「忘れていませんよ」というメッセージを込めて、近況伺いの手紙を出すのである。

更には、患者さんの死後、半年以内の遺族との茶話会を、年2回（1月から6月まで、7月から

12月までの間にお看取りした遺族が対象）土曜日の午後2時間ほど開催している。

遺族にとっては、まだまだ生々しい悲しみの中にいる日々であるが、それでも、それぞれの思いを語り、聞くことで涙したり、笑ったりの時間を過ごせる場面である。先述もしたが、喪失の悲しみは体験者同士でなければ分かち合えないことも多いのだ。

茶話会が終わり、その帰り際に「悲しいのは私だけではないことが分かりました。思い切って参加して良かったです」と感想を述べられる方も少なくない。

そして、患者さんの死後1年を経過した遺族との交流会「偲ぶ会」を開催している。この「偲ぶ会」には、後述する、在宅遺族会「ケアの木」の世話人も参加している。

「偲ぶ会」では、最初に皆で音楽の演奏を聴き、その後、可能な限り、配偶者を亡くした遺族、親を亡くした遺族、子供を亡くした遺族のように、それぞれの背景が共通しているグループに分かれ、茶話会同様、それぞれの療養中の思いや、遺族となってからの思いなどを語り、分かち合うのである。

最後に、みんなで「故郷」を合唱し、思いを一つにして終了することが「偲ぶ会」の恒例である。ここで、在宅遺族会「ケアの木」の入会案内も行われている。

在宅遺族会「ケアの木」誕生

ところで我々は、聖ヨハネホスピスの遺族会「さくら会」が果たしている役割を熟知していたこともあり、在宅でも体験者同士の分かち合いが、継続的になされることが大切だと考えていた。

そこで、2008年の「偲ぶ会」に参加された遺族の皆さんに遺族会設立の相談をしたところ、7名ほどの皆さんが世話人として、遺族会を運営していくことになった。在宅遺族会「ケアの木」の誕生である。

「ケアの木」は、毎年、5月から6月にかけて「ケアの木」の総会を開催している。ケアタウン小平チームも参加しているが、講演や今後1年間の活動の確認、遺族同士の分かち合いなどがなされる。

また会員を対象にした分かち合いの会「ケアの木サロン」を隔月1回（約2時間）、ケアタウン小平の一室で開催している。会員なら自由に参加できることになっている。

更には、「ケアの木語ろう会」を年に1、2回ほど開催している。これも、会員ならだれでも参加できる集まりであるが、ケアタウン小平の中庭を利用し、いわばピクニックのように、お弁当を食べたりお茶を飲んだりと、飲食をともにしながら、懇親を深める会である。

そして、「ケアタウン小平応援フェスタ」へも参加している。「ケアタウン小平応援フェスタ」は、ケアタウン小平チームの活動開始3年目（2007年）から毎年開催しているイベントである。これは、ケアタウン小平チームは地域の皆さんを応援します、皆さんも、私たちを応援して下さい、と言ったメッセージを込めた地域の皆さんとの交流を目的とした、お祭りである。

スタッフやボランティアの皆さんが、知恵をしぼり、屋台があり、バザーが開かれ、子供たちのためのゲームが用意され、踊りあり、歌あり、講演ありと、多彩なプログラムを用意している。最近では500人を超える、近隣の老若男女が集まる楽しい催しになっている。

「ケアの木」はその誕生した翌年から、このフェスタの一角で子供向けのゲームコーナーを担当している。

在宅遺族会「ケアの木」は、ケアタウン小平チームになくてはならない存在なのである。

ケアタウン小平チームにおけるボランティア

ケアタウン小平チームは、聖ヨハネホスピスでの経験から、ホスピスにおけるボランティア活動の大切さも、皆共有していた。

ケアタウン小平チームにおけるボランティアのありようは次のようなものだ。

まずは毎年2月に開催される半日のボランティア講座に出席するところから始まる。

講座修了者のうちのボランティア活動希望者を面接し、守秘義務の順守を約束していただいた上で、実際の活動への参加、という段取りである。

その活動は、デイサービス利用者のための、お菓子やケーキつくり、あるいはデイサービスのさまざまな行事におけるスタッフサポートや、アパート「いつぷく荘」入居者の配食サービス支援などである。更には「ケアタウン小平応援フェスタ」の強力な協力者でもある。現時点では、以上が主な活動である。

ちなみに、２０１７年末時点で、登録ボランティアは約95名いるが、その約2割は、遺族だ。我々が在宅ホスピスケアを通して支援した患者さんの遺族が、今度は我々の活動にボランティアとして参加し、応援してくださっている。時を重ねるたびに、在宅ホスピスケアを通して、地域の絆が深まっていることを実感せざるを得ない。

第7章　家で死ぬということ

まず家族との面談

さて、在宅、在宅といってきたが、ここでは、ケアタウン小平クリニックが、実際に在宅療養を開始するにあたっての、通常のプロセスについて説明してみたい。

在宅療養が成功するかしないか、それは最初が肝心だ。患者さんには限られた時間しかなく、しかも、繰り返すことはできないからだ。

まずは患者さんの家族とクリニックでお会いする。それまでの医療機関からの診療情報を基に、在宅療養を支えることになる家族（キーパーソン）と約1時間じっくりと面談するためだ。この面談は、在宅看取りまでを含めた、在宅療養の大筋が決まる重要な場面である。

面談の流れは以下のようなものである。まず、前医からの診療情報を参考にしながら、患者さんの病名、病歴、在宅療養を選択することに至った経緯などについて確認する。

また、前医からの診療情報内容と、家族の認識にはギャップがあることも稀ではないため、面談途中で確認、修正しながら話を進める。最終的には、家族と我々医師との病状認識が間違いなく共有されていることを確認する。

次に、相談時点での患者さんの苦痛症状の有無や、その時点での対処方法をたずね、苦痛症状が緩和されていないようであれば、患者さんの診察時に、あらためて対処させていただくことをお伝えする。

さらに、相談時点での日常生活状況を詳細に聞き、確認する。例えば、コミュニケーション能力や認知能力、食事の内容や摂取量、移動は自力なのか、介助なのか、排泄状況についても、自力なのか、介助が必要なのかなどについても確認する。睡眠状況の確認も大切である。

以上のように、苦痛症状の内容や、日常生活の状況を健常時に比しながら、詳細に確認することは、現在の病状把握のみならず、病状が確実に悪化してきているという現実を家族に共有していただく確認作業にもなる。

家族の病状認識の確認

家族との面談を通して、我々がもっとも知りたいことは、当事者である患者さん本人の病状認識である。が、まずは、家族が考えている本人の病状認識を確認することにしている。ここは今後のケアの方向性を考えるうえで、重要なポイントでもある。

さらに、家族だけが知らされていることの多い前医の予後予測、例えば予後は１、２カ月と言われているとか、あるいは桜の花を見るのは難しいと言われているなども確認しておく。

上記を踏まえて、今後のことについて、「患者さんご本人はどうしたいと考えていますか」と家族に確認する。そのうえで、その本人の思いに対して、家族はどうしてあげたいと考えているのかなども確認する。

これらは、すべて、当事者である本人と直接面談・診察するための事前の準備である。この時点で、可能であれば、これまでに家族と共有した情報を前提にした予後予測をお伝えすることや、今後起こり得る変化や、その対処について事前に説明することもある。

例えば、苦痛の緩和は在宅でも十分可能であるが、終末期がんの特徴として約2割は急変して亡くなることがあり得ること。だが、それら急変は、救急搬送されても解決できないことがほとんどで、むしろ本人に新たな苦痛を与えてしまうことも多いこと。したがって、在宅緩和ケアが始まったら、急変時には救急車は呼ばずに、必ず我々に連絡して欲しいことなどである。

以上を説明した時点で、家族はそれまでの自分たちの病状認識が甘かったことに気が付いて、患者さんとの向き合い方が変化することも少なくない。

例えば、「予後は週単位、1カ月は難しいと思います」と説明すると、「もっと長いと思っていました。仕事のこともあるので、病状が悪化したら、ホスピスへ入院してもらおうかと考えていましたが、そんなに短いのであれば、何とか仕事の調整をして、最期まで家で看てあげたいと思います」と変わったりする。

最後に、初診往診時、すなわち、患者さんと初めてお会いした時に、改めて本人から、本人の病状認識と、それに基づく、本人が希望する今後の過ごし方等を、医療側が直接確認することを家族に伝え、了解を得ておく。なぜなら、それは、患者さんが、自分の置かれている状況の厳しさを、否応なく認識せざるを得ない場面でもあるからだ。

そして、本人の望む過ごし方の実現を「ケアタウン小平チーム」が、24時間体制で応援することをお伝えし、面談は終了する。面談開始時には緊張していた家族の多くが、面談終了後には「何とかできそうです」と、笑顔で帰られることも稀ではない。

なお、初診往診日は、入院中の患者さんであれば、退院後の医療の空白をなくすために、退院日に一致するように調整している。

在宅での初診と問診

初診往診日は、可能な限り常勤医全員で訪問する。患者さんの、人生最終章に同行するメンバーである。この顔ぶれで、最期までお付き合いしますよというメッセージを込めて、患者さんに挨拶することになる。そして、今後のことについて確認し合うことになる。そのプロセスは次のようなものだが、その多くは家族との面談時のやり取りと重なってくる。

一番の違いは、何よりも当事者である本人とのやり取りであるため、家族との面談に比し、よりリアリティがあるということだ。

まずは、問診から始まることになるが、これは前医からの診療情報や家族との面談から、患者さんの現状は概略把握していることを前提に、改めて直接確認させていただく。苦痛症状の有無、心配事の有無、日常生活動作の程度などを確認する。直接、確認してみると、診療情報や、家族からの情報とギャップがあることも稀ではない。しかし、あえて修正しないこともある。まずは、本人の思いが大事だからだ。修正は、その後の病状変化に対応しながらでも可能である。

病状認識の共有

次に、問診を踏まえて、本人の病状認識を確認することにしている。本人が、今後、限られた時間をどのように生きたいのか、どのように過ごしたいのかを決める最も重要な場面になる。今後のすべてが、ここで決まると言っても過言ではない。

しかし面談のこの場面で、しばしの沈黙が始まることも稀ではない。それまでの問診は、いわば事実の確認なので、比較的スムーズに展開する。だが病状認識の確認は、自分の状態が良くないということを、自ら認めざるを得ないことが多いからだ。患者さんにとっては、つらい問いかけの場面でもあるが、自分の本音を吐露できる大切な場面でもある。

一つエピソードをご紹介したい。70代の膵《すい》臓がん末期の女性患者Eさんと、ご自宅で初めてお会いした時のやり取りである。それまでの苦痛症状の有無や日常生活状況についての問いかけには、淡々と応えてくださっていた。しかし「ご自分の今の病状については、どのようにお考えですか」とEさんの病状認識をたずねた時だった。Eさんは急に目を閉じ、沈黙が流れた。沈黙は、患者さんが次の言葉を探しあぐねている時だ。時間がかかっても、じっと待つことが大切だ。この時も、Eさんの言葉を待った。

言葉より先に、閉じた瞼の目じりから、涙が滲んできた。そして、目を閉じたまま、絞るような声で、とぎれとぎれに、「余命……、いくばく……、もない……、と思って……います」と言い、悲しそうに目を開けた。

私は「そうですか。余命いくばくもないと思っているんですね」と確認するように、ゆっくりたずねると、Eさんはうなずきながら「そうです」と応えた。

そこで再びゆっくり、「もし、余命いくばくもないとしたら、今後は、どのように過ごしたいと、考えていますか」と問いかけた。

Eさんは「できれば、家にいたい、と思っています。でも、自分のことができなくなってくるようだったら、家族に迷惑をかけたくないので、入院しようかと思っています」。

ここで私はまた、確認するように「できれば、家にいたいと思っているんですね。でも、ご自分のことができなくなってきたら、家族に迷惑をかけたくないので、入院しようかと思っているんですね」と返した。

Eさんは「そうです」とうなずいた。私は同席していた家族に「ご本人は、できれば家に居たいけど、皆さんに迷惑をかけるから入院も考えていると、おっしゃっていますが、ご迷惑ですか？」と聞いた。実はEさんに会う前の家族との面談で、本人が望むなら最期まで家で看たいと言っていたのを知っていたが、あえて聞いたのだ。

家族は、「迷惑なんてとんでもない。本人が望むなら最期まで家で看ます」と力強く言ってくれた。そこでEさんに「良かったですね。最期まで家に居られそうですよ」と声をかけると、ほっとしたように表情を緩め、うなずいた。

さらに「では、今後は最期まで家で過ごすことにしましょう。どうやって過ごしたいですか」とたずねた。するとEさんは瞬時に「できれば毎日孫に会いたい」と言った。そこで私が、「毎日お孫さんに会いたいんですね」と応え、「家族の皆さんいかがですか」と家族に振ってみた。家族は即座に「毎日会わせます」。外孫で、Eさんとは同居していなかったのだが、近所に住んでいたのだ。

私が「毎日お孫さんに会えますよ。良かったですね。どんなお孫さんなんですか」と問いかけると、Eさんは急に顔をほころばせ、先ほどまでとは打って変わって、「4歳の可愛い女の子なんです。おしゃまな子で……」と孫の自慢話が始まった。

私が、「それは可愛いですね。では、今後は最期まで在宅で、毎日可愛い孫と会いながら過ごせますね」と言うと、Eさんは嬉しそうにうなずいた。

「それでは、これからは我々医者と訪問看護師がチームを組み、今の時点から24時間いつでも連絡が取れますからね。今後ともよろしくお願いします」と言い、握手をしてEさんの家を後にした。

以上のように、「病状認識の共有」ができれば、その認識を基にした今後の希望の確認や、その希望の実現を目指すことを確認し合えることになる。

しかしながら病状認識が曖昧な場合や、実情とかけ離れている場合には、無理のない範囲で改善への希望を尊重しつつ、「もしも病状が悪化するようなことがあった場合には」と病状悪化時の療養場所の希望や過ごし方も確認するようにしている。

認知症の場合

患者さんが認知症であったとしても、「もしもの話ですが、今後、病状が悪化し、病院へ入院しても改善が難しいようなことがあったら、どうしたいですか」というような、具体的な問いかけをすると、「治らないんだったら、病院へは行きたくない。このまま家にいたい」などと応えることも、稀ではない。

ただし、一定時間後には、このやり取りそのものを記憶していないことも間々ある。しかし、その会話時の論理的判断は、どう考えてもまっとうなものであり、間違ってはいない。私は、たとえ、その後忘れてしまったとしても、認知症の皆さんとの、その場面での会話を今後の療養方針の根拠にすることはできると、考えている。

以上のように、大切なことは在宅療養開始前に家族と面談し、患者さんの病状を共有し、家族の今後の不安を極力解消しておくこと。次いで、初診時に本人の、病状認識とそれに基づく今後の療養に対する考えを、家族同席のもとで確認すること。

この2点が、本人の願いにも応え、家族の不安も解消しつつ、在宅看取りを実現していくキーポイントであると、私は考えている。

いつでも主役でいられる

さて、今まで、在宅でのホスピスケアについて、「ケアタウン小平チーム」の実際の活動を中心に述べてきた。

では、家で死ぬということは、具体的に、病院で死ぬことや、ホスピス（緩和ケア病棟）で死ぬことと、どのように違うのだろうか。

終末期がんで在宅緩和ケアを開始する場合、次の三つのうちのどれかのパターンである。

一つは、通院治療が限界になり、かつ治療そのものも限界となり、在宅療養を開始する場合（患者さんは家にいる）。

もう一つは、入院による治療が限界になり、しかし通院も難しいため、在宅療養を選択する場合（患者さんは入院中）。

さらには、治療病院が遠方にあり、当面治療は継続するが、体力低下もあり、早晩通院の限界が予測されている場合に、当クリニックが、治療病院と併診する形で、症状緩和や日常診療を在宅で行う場合である（患者さんは家にいる）。

いずれの場合も、多くは、それぞれの医療機関の医療相談室や地域医療連携室などからの紹介である。

ここで、一般論として気を付けなければならないことに触れてみたい。入院から在宅へ移行する場合、前述したような相談室や連携室から紹介された在宅医療機関が信頼できるところかどうかは不明である。なぜなら、病院によっては、診療報酬上の理由から、入院期間を少しでも短縮したいため、その質よりも、まずは退院後に速やかに在宅医療を開始してくれる在宅ビジネス的医療機関を紹介する場合もあるからだ。それら病院側にとっては都合の良い在宅医療機関が、患者さん、家族にとって適切な医療やケアを提供できるかといえば、疑問はある。

そこで、病院側から紹介された在宅医療機関に決定する前に、その医療機関の活動地域にある複数の訪問看護ステーションやケアマネージャーの事業所などに、その在宅医療機関の適否に関して相談してみた方が良いかもしれない。それらの事業所は、その在宅医療機関に関する様々な実情を知っている場合が多いからである。ホームページなどで自己紹介される心地良い宣伝内容とは異なった情報が得られる場合もあると思う。実際、在宅緩和ケア充実診療所を標榜していても、緩和ケアの本来の意味を理解しているとは思えない怪しいところもあるのである。

さて、病院から退院して在宅緩和ケアが開始される場合、我々は、可能な限り医療的空白を作らないように、退院日に初診往診を行うようにしていることはすでに述べた。

私はよく、退院してきた患者さんに、「退院してきた感想はいかがですか」と聞くことにしている。ほとんどの方が「やっぱり家はいいです」と答える。そして、病院と家との違いをたずねると「家は自由ですから」と言う。

もっとも、病状が良くなって退院してきたのではなく、それ以上入院を継続しても、病状の悪化は避けられず、しかも、治療病院は入院期間の制限もあり、そうであれば、最期は住み慣れた家で過ごしたいからと退院してくるのである。

だから退院することイコールハッピーなこととは限らない。それでも、同じ時間を過ごすのであれば、自分が主役でいられる自由な家がいいということなのだ。

部屋いっぱいの布団

60代後半、肺がん末期の男性患者Fさんだった。体力も低下し、これ以上の化学療法は限界ということで退院し、在宅療養が始まった。

訪問診療の日、奥さんに案内され患者さんの部屋に入ろうとして、一瞬驚いた。リビングの床いっぱいに布団が敷き詰められ、その真ん中に、大きな座布団を枕に、Fさんが臥床《がしょう》していたからだ。Fさんの足元には、猫が丸くなっており、我々医師を胡散臭そうに、ちらと見た。思わず「ベッドじゃないんですね。大丈夫ですか」と問いかけた。

Fさんは笑いながら「これだと自由に動き回れる。病院の狭いベッドでは寝がえりも大変だったので、家では好きなだけごろごろしたかったんです」。

Ｆさんの側に近づくためには、否応なく、布団の上を歩かなくてはならない。そして、我々も同じ布団に座りながら、問診と診察をしたが、Ｆさんは病院の不自由さから、ようやく解放されたと喜んでいた。我々を怪しくないと感じたのか、猫も寄ってきて、すりすりし始めた。

介護する側にとっては、介護用ベッドの方がベターであるのだが、Ｆさんの強い希望で最期まで部屋中に敷き詰められた布団の上で療養し、その布団の上で奥さんと猫に看取られたのである。

ウイスキーの水割り、母の手料理

頭頸部の終末期がんだった60代男性のＧさんは、好きな音楽を聴きながら、朝からウイスキーの水割りを飲んでいた。

がんの進行によって、口の中と顎との間に、トンネルができてしまい、飲んだものの一部は、そこから外へ流れ出てしまう状態だった。Ｇさんは顎にタオルを当て、流れ出るウイスキーを受け止めていたが、ちっとも酔わないと言いながらも、しっかり、ウイスキーを味わっていた。家族も、苦笑しながらも、そのことを受け入れていた。これが、Ｇさんの生活習慣なのだ。誰も、とがめない。まさに、自宅ならではの自由だろう。この生活習慣は、Ｇさんが亡くなる間際まで続けられた。

高齢の母親との二人暮らしだった50代のHさんは、末期の婦人科がんだった。がんの進行によって、下半身が浮腫《むく》み、歩行することも大変な状態であった。歩く時はといえば、周囲につかまりながらトイレへ行く時くらいで、それ以外の時間のほとんどはベッド上で過ごしていた。

それでも、まだ食欲はあった。Hさんの楽しみの一つは母の手作りの料理を食べることだった。キッチンから、とんとんと食材を切る音、鍋の煮立つ音が聞こえる。調理が進むにつれて、食欲をそそる匂いもしてくる。そして、待ちに待った料理がベッドまで運ばれる。

母と会話しながらの楽しい食事。Hさんにとっての至福の時だ。現実と向き合いながらも、まさに在宅ならではのささやかな喜びを、彼女は見つけていた。

Hさんの最期は婦人科がんからの出血であったが、最大限苦痛は緩和され、大好きな母に看取られたのであった。

Fさんも、Gさんも、Hさんも、終末期がんの苦痛はあった。だが、それらは訪問診療によって、家で過ごせるほどに緩和されていた。衰弱による日常生活の困難もあったが、訪問看護やケアマネージャーによる支援を受けていた。

亡くなるまでの、がんとしての経過は、病院でもホスピスでも在宅でも変わらない。では、何が違うのだろう？　病院も、ホスピスも、どんなに適切なケアがなされたとしても、やはり、そこは、「アウエイ」であり、「ホーム」ではない。在宅は、まさに自由に自分たちが管理できるホームなのである。

過剰医療が避けられる

以前、療養病床を持つある病院の責任者の話を聞いたことがある。

「うちに入院している患者さんたちも、まさに老衰で枯れるように亡くなっていける人もいるんです。けれども、入院しているから、何も医療をしない訳にはいかないんですよ。だから、無意味と分かっていても、亡くなるまで、点滴ぐらいしてしまうんです」

病院で入院を継続するのであれば、入院し続ける理由が必要なのである。老衰による自然な死のプロセスであったとしても、そのまま、見守るわけにはいかない。何もしないのであれば、病院に入院している理由はない。だから、その意味があまりなかったとしても、入院を継続する理由として最期まで点滴が続けられてしまうことになるのだ。

ところが、がんであれ、非がんであれ、老衰であれ、その最終段階には、ほとんどの人が、衰弱し、経口摂取が減っていくことは、これまた必然的なことである。つまり、病状や、老化が進んだ結果としての衰弱は、誰も止められない。いわば自然の経過なのだ。自然の摂理と言ってもいい。前にも述べたが、経口摂取が減少するから衰弱するのではなく、衰弱の結果として、体が飲食の摂取を求めなくなるのだ。

だが、この自然な経過を異常と考えれば、何とかできないかと、病院へ入院することになる。入院後の検査で、病状の改善は難しく、不可避的に死に向かうことが分かっても、入院を継続するのであれば、先述したように、それを正当化するための医療が、たとえ無意味と分かっても継続されることになる。

病院で死を迎えるということは、そういうことなのである。

点滴からの解放

通院しながら在宅で療養していた男性患者Iさんがいた。消化器の終末期がんであったが、まさに経口摂取も減ってしまい、心配した家族が、それまでがん治療を受けていた病院に入院させた。

すぐに点滴が始まったが、衰弱は、病状進行によるものであり、点滴によっても、改善することはなかった。点滴は腕の血管からなされたが、抗がん剤治療の影響もあり、血管は細く、もろくなっていた。そのため、点滴に使える血管はなかなか見つからず、何度も刺し直された。最終的には、腕の血管ではなく、足の甲の血管まで動員される始末であった。

Iさんは、自分の最期が近いことを察し、家に帰ることを望んだ。もちろん、病院側としても、それが可能なら、その方がIさんにとってはベターと考えた。その病院の医療相談室から、私のクリニックに訪問診療の打診が来た。最期までの在宅療養を本人が望み、家族もそれを望むのであれば、受けない理由はない。

そして在宅療養が始まった。退院した日に、初診往診をした。挨拶をした後に、まず家に戻ってきた感想を聞いてみた。Iさんは満面の笑みを浮かべ「最高です」と応えてくれた。

その後、苦痛症状の有無などの問診後に、いつものように、ご本人の病状認識をたずねた。「もう治らないことは分かっています。精いっぱい頑張ってきました。友だちにも、家族にも恵まれ、幸せな人生でした」と満足そうに仰ったのだ。私は「友だちにも、家族にも恵まれ、幸せな人生だったのですね」と確認し、「とすると、人生悔いなしですか?」と、さらにたずねると、我が意を得たりと再び笑顔で「その通りです」。

そこで、「ご自分でもお分かりだと思いますが、病状はかなり厳しい状態です。このまま最期の時間を迎える可能性も高いです。ただ、入院中と同じように、もしお望みでしたら点滴をすることは可能です。ただし、もう血管を使うことは難しく、皮膚の下に点滴を滴下させる皮下点滴という方法であれば、可能ですが、いかがですか」とたずねてみた。

するとIさんは「もう点滴はけっこうです」と言った。家に帰ってきたのは、家で病院医療を継続することではなく、家で最期を迎えるためだったのだ。そばで聞いていた家族も大きくうなずいた。

私は「わかりました、苦痛は最大限緩和できるように努力します。あとは、天に委ねるということでよろしいんでしょうか」とたずねると、再び、笑みを浮かべ「それでお願いします」と応えた。

「では点滴からの解放ですね」と言い、入院中のまま、足の甲に留置されていた点滴用のチューブを抜去した。Iさんと家族は漸く点滴から解放されたことを喜ばれた。

その後、Iさんは、小さな氷片を口にするだけであったが、美味しい美味しいと言っていたという。そして、退院から1週間後、静かに、旅立っていった。

点滴に対する私の考え

以上のようなことを書いていると、私が点滴を〝天敵〟のように思っていると誤解されてしまうかもしれないので、点滴に対する私の考え方について、少し述べておきたい。

熱中症やノロウイルスによる急性胃腸炎のように、脱水が状態を悪化させている時の、水分補給の点滴は非常に有効である。

だが、終末期がんなどのように、病状悪化による衰弱で全身の機能が低下し、体がもはや水分補給を欲しなくなってくるような状況での点滴は、かえって浮腫や腹水、胸水、痰の分泌を増悪させ、本人の苦痛をさらに増加させてしまう可能性が高いことは、既に述べてきた通りである。

つまり点滴が、本人の苦痛の改善に結びつくのであれば、それは是であるが、苦痛を増す原因になるようであれば避けた方が是であるのだ。

本人や家族と話し合い、点滴をすることになったとしても、我々は、1日あたり500mℓの皮下点滴を基本にしている。経験的には、点滴をしたとしても、それぐらいが適量と考えている。

また、さらに衰弱が進んだ場合であれば、その500mℓの点滴でも、喀出困難な痰を増やすことに繋がり、患者さんを苦しめてしまうこともある。そのような場合には、患者さんを苦痛から守るために、点滴の中止を提案することもあるが、中止に対して、家族に心理的な抵抗感があるようであれば、２００㎖程度の点滴に減量することもある。

そのような状況で目指すべきことは、より苦痛の少ない、平穏な最期であり、そして、そのことは、在宅療養を開始した時に、関係者、皆が望んだことでもあるからだ。

やはり点滴してください

だが、こんなこともあった。ある終末期がんの70代男性患者Ｊさんの場合であった。Ｊさんは、初診時に、「もう治らないことは分かっています。苦痛さえとってもらえればけっこうです。今後、点滴も含め、一切の延命につながる医療は止めていただきたい」とはっきりおっしゃった。家族に確認すると「本人の意思を尊重したいと思っています」とのことだった。

やがて、病気の自然経過として、衰弱が進み、経口摂取も減ってきた。改めて「だいぶ病状も変化してきました。今後の、医療の進め方ですが、最初にお話がありましたように、苦痛はこれからも最大限緩和していきます。点滴なども不要とおっしゃってましたが、お気持ちは変わりないんでしょうか」と確認してみた。

Ｊさんは「このまま、自然に逝きたいと思っています」と変わらぬ意思を表明された。側にいた奥さんに、「ご本人は、こうおっしゃってますが、家族としていかがですか」と確認すると、奥さんも「本人のいう通りでお願いします」。そこで私は「それでは、これからも苦痛緩和に最大限努力します。これからは、体力の低下が進み、うとうとする時間が増え、集中してものを考えたりすることが難しくなってきます。大切なお話などは、早めにしておいた方がいいですよ」と話して、Jさんの家を後にした。

ところが、そのすぐ後に奥さんから電話があった。私に相談したいことがあるので、時間を取って欲しいということだった。何だろうと思いながらも、時間を調整して奥さんとお会いした。奥さんの話は次のようなものだった。

「最近の主人の様子を見ていると、飲み物を少量口にするだけです。もう一口と、勧めても『もういい』と言うんです。さらに勧めると怒ってしまいます。本人は点滴など延命につながることはせず、自然に逝きたいと言っていますし、私も本人の気持ちを尊重してあげたいと思っていました。でも、何もせずに衰弱していく姿を見ているのがだんだん辛くなってきて……。点滴をしていただけないでしょうか」

家族の思いもよく分かる。やむを得ないことと分かっていても、目の前の患者さんが、日々衰弱していく姿を見ていることは、確かに、切なく辛いことだと思う。私は、点滴の功罪などについて、改めて説明したのちに、「もう一度、ご本人と話し合ってみましょう」と応えた。

ただし、奥さんが心配していて、ご相談を受けたことをJさんに伝えさせていただく了解も、奥さんから得ておいた。

翌日、Jさん宅を再度、訪問した。そして、昨日の奥さんとのやり取りをお伝えしながらこう提案した。

「奥さんは、あなたの自然のままでいいというお気持ちを尊重したいと言っています。でも、そうはいっても、毎日かたわらで看病している身にとっては、ほんの少量の飲み物しか取れずに衰弱していく様子を見守ることは、お辛いとおっしゃっています。私も、その気持ちは理解できるのです。奥さんとしては点滴ぐらいして欲しいというお気持ちのようなのです。そこで、あなたのお気持ちを尊重しつつ、奥さんの気持ちにも応えたいと考えての提案です。延命にならない程度の少量の点滴をしたらいかがでしょうか。1、2時間ほどで終了します。また、血管からではなく、お腹の皮膚の下に点滴する皮下点滴という方法をとります。皮膚の下に点滴用輸液を点滴する方法で、いったん皮膚の下に貯留した点滴用輸液が、ゆっくりと体内に吸収される方法です。血管は使いませんので、途中で、点滴用のチューブが抜けてしまっても、まず、出血することもありません。仮に点滴中に空気が入っても、血管ではありませんので、何の心配もありません。また、同じチューブを何回も使うことも可能で、点滴の度に、痛い思いをすることもないでしょう。この方法であれば、家族でも安全にできます。奥さんの最期の願いに、少しだけでも、お応えいただくことは、難しいでしょうか?」

亡くなっていく患者さんではあるが、遺される奥さんの思いにも少しは応えていただけないか、という提案であった。

するとJさんはしばしの沈黙の後に「しょうがないですね。延命にならないなら、それから1日中でないなら、やってもいいですよ」と応えてくださった。

早速、1日200㎖の皮下点滴を開始した。そのぽたぽたと滴下する点滴を、奥さんはほっとするような表情で見ていた。

幸い、新たな苦痛が出現することもなく、血圧が下がり始めた亡くなる前日まで、200㎖の点滴は続けられた。

在宅では苦痛症状が軽減する

既に書いたことだが、私は聖ヨハネホスピスで14年間ホスピスケアに携わってきた。患者さんたちの、さまざまな苦痛症状に、それらが少しでも軽減できるように取り組んできたつもりである。そしてさらに、在宅でのホスピスケアに携わるようになって、13年目になる。そこで、感じることは、がんで亡くなっていくという経過は、ホスピスでも在宅でも変わらないのに、患者さんたちの苦痛の訴え方が、ホスピスにいた時と、在宅では違いがある、ということである。

なぜなのだろう? 病院から退院して自宅に戻られた患者さんたちの多くが「家は自由でいい」と、その感想を述べていた。

入院中は、同室患者の苦痛の訴えや、鼾《いびき》や、病棟内や病室内をケアのために動き回る看護師たちの足音や、心電図モニターなどの音もあり、ゆっくり眠ることもできなかった。消灯時間をはじめ、集団生活上のさまざまな規制もあった。医師や看護師との対応に、絶えず緊張もしていた。

このように、不自由で、拘束感の多い時間だったに違いない。

家では、それらから解放されるのだ。また、住み慣れた家である。暗闇の中でも、どこに何があるかわかるだろう。そこはいわば、自分の体の延長のようでもある。少なくとも病棟よりは安心して過ごせるだろう。

さらには、いつでも、家族の気配を感じ、炊事や掃除や洗濯など日常生活の音が聞こえる。ペットがいれば、いつものように側に寄り添ってくれる。

それら、家ならではの緊張から解放された自由な環境が、患者さんが感じる苦痛の感じ方を和らげているように思える。

いや、待てよ。よく考えてみれば、在宅での患者さんの状況が、患者さんにとっては日常の状況なのではないか。在宅だから患者さんの苦痛が軽減するのではなく、患者さんにとっては「ホーム」ではない、「アウエイ」である病院（ホスピスも含め）での非日常の方が、苦痛症状を増悪させる要因が多いというべきなのだ。

ではここで、ホスピスと在宅での症状コントロールの違いについて考えてみたい。

病棟的症状コントロール

もし、本来的なケアがなされるのであれば、ホスピスでは、一般病棟より丁寧で、きめ細かな配慮に満ちたケアがなされるはずである。それでも、そこが病棟であることに変わりはない。24時間看護師が配置され、ケアに当たるわけであるが、夜間はやはり看護師の数は限られてしまう。

病棟には、間もなく死を迎えようとしている患者さんも、自力では動けないが、排泄をはじめさまざまなケアを必要としている患者さんもいる。衰弱している患者さんがほとんどであるから、自力で動けても転倒しやすい人もいる。痛みや呼吸困難、不眠や不安を訴える患者さんも、さらには夜には不穏な言動であるせん妄を起こす患者さんも、同時に存在している。

それら20名近い患者さんを、2、3名の夜勤看護師が対応することになる。看護師数が少ない夜勤帯は、できる限り、平穏な病棟であって欲しいと願うことは、つまりは、夜は眠ってほしいと願うことは、ある意味当然なことである。そこで、医師は看護師から、夜間はできる限り平穏な病棟であるための症状コントロール（鎮静剤の投与など）を求められることになる。病棟事情を考えれば、やむを得ない現実でもあるが、病棟では、上記のような病棟事情が優先されてしまう管理的症状コントロールが含まれてしまうことがあることは否めない。

在宅的症状コントロール

入院中の患者さんに起こることは、在宅でも起こり得る。日常的な苦痛緩和対応は当然のこととして、それ以外に、予測はされるが、いつ起こるかわからない突発的なさまざまな苦痛にも対応できるように、あらかじめ、臨時に使用できる薬剤を用意しておくことは、在宅ホスピスケアの基本である。

病棟との違いは、それらあらかじめ準備された臨時用の薬剤を、使用するか否かの判断は、初回は症状に応じて医療側と相談して行われるが、2回目以降であればそのときの苦痛の程度や、置かれた状況によって、本人や家族が判断することが可能であるということなのである。

例えば夜間、患者さんが身の置き所のない辛さを訴えたとする。もう本人と過ごす時間が限られていることを、その衰弱の過程を間近に見てきて知っている家族は、そのために準備されていた薬剤を使用する代わり、まずは患者さんの注文を聴きながら、心を込めて、全身のマッサージをするかもしれない。

患者さんは、家族の手のぬくもりや、自分の思いが伝わっている安心感、だるい部位への直接的なマッサージで、気持ちよくなり、眠り始めることもあるだろう。

日中の仕事や介護で疲れ切っていたり、翌日に、仕事を控えている家族であれば、入眠することで倦怠感を感じにくくしようと、用意されていた睡眠剤を使用することもできる。

ここでは、その夜の時間を、他の患者さんとの兼ね合いも考えながら、何とか、平穏であって欲しいと願う、病棟管理的症状コントロールは不要になる。

家では、その時間をどのように過ごすかは、患者さんと家族が決められるからである。つまり、管理的意味合いも含まれた病棟における症状コントロールの方法は、その必要の少ない在宅では、そのまま参考にはならないのである。

だが、病棟における医師や看護師に、そのような在宅状況の認識がなければ、自分たちの症状コントロールが標準であると思い込んでしまうかもしれない。関係者は、上記を十分に認識して症状コントロールに取り組んでいただきたいと願うものである。

夜間せん妄

第3章で詳述した、鎮静について改めて述べてみたい。なぜなら鎮静は、病棟管理的症状コントロールの典型でもあるからだ。

そのことを示す症状の一つに、がんの終末期に出現することの少なくない、「せん妄」がある。せん妄は、混乱した言動が、突然のように現れる意識障害症状のことである。本人も不快であろうが、身近にいる家族にとっては、急に頭がおかしくなってしまったと思えるような症状で、どう対処してよいか困惑してしまう症状でもある。専門家にとっては、病状の悪化などに伴って起こり得る症状の一つとして認識されているが、せん妄は夜間に起きることも多く、「夜間せん妄」と称される。

この夜間せん妄の患者さんが病棟にいれば、他の患者さんへのケアも行いつつ、その不穏な言動に対応せざるを得ない看護師にとっては、大変ストレスフルな状況であることは、間違いない。

専門家であれば、本人も理解不能な状態で混乱している、せん妄患者さんには、ゆっくりとした丁寧な対応が基本であることはわかっているが、そうもできない病棟事情であることは、先述した通りである。対策を求められる医師は、そのせん妄を抑え込み、夜間は確実に睡眠を確保する手段として、注射用鎮静剤を使用した鎮静を指示することも稀ではない。

夜間せん妄に対しては、在宅でも当然対応が求められる。が、せん妄であることを家族がよく理解できれば、用意された薬剤を使用するか、薬剤は使用せず、その言動に、うまく対応しながら様子を見るかは、家族が決められるのである。判断が難しい場合には、当然、医師や看護師に相談することになる。

こんなエピソードもあった。

このまま死なせるわけにはいかない

母子二人で暮らしていた患者さんとその家族だった。認知症もあった母親のがんが進行し、化学療法も限界となり、在宅療養が始まった。娘さんは、介護休暇を取り、看病することになった。婦人科のがんで、時々出血を繰り返していたが、やがて、病状の悪化に伴い、夜間せん妄が始まった。せん妄に対する薬剤を処方し、夜間の睡眠が確保できるような対策も立てたが、当初は薬剤の効果も短時間で、夜間に覚醒し、再びせん妄を起こすこともあった。

ある時、娘さんは、介護疲れもあったのだと思うが、せん妄のため、話の通じない母親の言動に、思わず怒鳴り声をあげてしまった。

そのような状況に対して、我々は、さらにせん妄対策のための薬剤を用意し、本人の深い睡眠の確保と、娘さんの介護疲れを軽減させる提案をした。もちろん、出血は続いていたので、急変の可能性についても、すでに説明はしていた。

翌日、訪問診療の際に、その効果をたずねたところ、娘さんは、我々が用意した薬剤を使用していなかった。そして次のように語ってくれた。

「もし、母が、睡眠中に、急変して、そのまま亡くなってしまうようなことがあったら、母にかけた私の最期の言葉が、私の怒声になってしまう。そんなの、耐えられないと思ったのです。何としても謝りたかったんです。だから、昨夜は、お薬は使わず、一晩付き合おうと覚悟したんです。そして、怒声を浴びせてしまったことを謝りました。母が疲れて自然に眠るまで、母が丹精込めて育てていた庭の草花の写真を見せたり、今までの思い出など、いっぱい話しました」

家は、本人や、家族の思いで、管理される空間なのである。

変化する家族の力

いくら、本人が最期は在宅で過ごしたいと言っても、そしてその想いに、何とか応えて在宅療養を支えようと考えても、ほとんどの家族にとっては、すべて初めての体験である。急変したら、どうすればいいのだろうか。何よりも、死までのプロセスを、きちんと介護できるのだろうかなど、さまざまな不安を抱えながらの在宅療養の開始となるだろう。

看取りまで含めた在宅療養が成功するかどうか、すなわち、本人の願いに応えられるかどうかは、患者さんと家族の持つ不安に、適切に対応し、それらの不安を解消できる体制があるかどうかによる。

ところで、私は、看取りとは、死亡診断をすることのみならず、本人が望む人生最終章の生き方を、その最期の時まで支えるプロセスそのものである、と考えている。

さて、実際に在宅療養が開始され、適切な症状コントロールと、24時間いつでも対応できる保証を行い実践していくうちに、家族の不安はだんだんと薄れてくる。そして、これだったら、家で看ていけそうですとなり、ここまで来たら最期まで家で看ていきます、となってくることも多い。

在宅療養開始時には、不安でおどおどしていた家族が、何があっても本人の思いに応えますと堂々としてくる様子は、患者さんの看病を通して、家族が在宅療養開始時に比べて、一回りも、二回りも大きくなっているように思える。

そして、旅立ちの日。家族はお別れの涙を流すが、それは悲しみの涙だけではなく、本人の思いに応えられたという達成感の涙でもあるように私には思える。大変だったとは思うが、それでも、大切な人との最期の時間を、病院の専門家に任せたのではなく、自分たちが中心になって守ってきたのだという経験は、家族が今後の人生を歩んでいく上で大きな力になるのだと思う。

このことは、患者さんが自分の死までのプロセスを通して家族に残した大切な贈り物、という見方もできるのである。

救急車は呼ばないで

だが、稀に後味の悪い問題が起きることもある。

例えば、在宅看取りを目指した在宅療養なのであるから、死も含めた病状変化は、織り込み済みのはずなのである。だが、呼吸が止まりそうとか、止まってしまった場合に、あわてて救急車を呼んでしまうケースである。

第1章でも触れたが、もし救急隊が来てしまった場合、救急隊はその時の病状の如何を問わず、時には人工呼吸や心臓マッサージをしながら、救急病院へ救急搬送するだろう。救急病院では、当然救命医療がなされる。だが、仮に息を吹き返しても、臨終間際以上には戻れないままに、延命医療が継続されることになる。望んだ最期とは、真逆の事態になるのである。

もし、救急隊が到着した時点で、その死が明らかであれば、救急隊は、必ず警察へ連絡することになる。その死は、事故か、事件であるかもしれない、と考えるからである。いくら、傍にいた人が病気であったことを主張しても、なんでもあり得る今の世の中である。さまざまな現場にも出動している救急隊員にとっては、その主張を素直に信じるわけにはいかないだろう。不審な死を見逃すわけにいかない以上、警察へ通報することは、まっとうな役割なのだ。

そして、警察が来る。彼らはまず、事故か事件かを、徹底的に究明する。疑いの目は、家族にも、医師にも、看護師にも、介護士にも向けられる。そして、事情聴取が始まる。

私も、2度ほど経験がある。いずれも患者さんの全身状態が悪化してきていたため、最期の時が近々予測されていた方々だった。そのことは家族に何回も伝えて、救急車は呼ばないことで、合意していた。

1回目は、ベッド上で呼吸が止まっている姿に気づいた家族がパニックになり、思わず救急車を呼んでしまったのだ。その後に私に連絡が入った。救急車を呼んでしまったことを聞き、私は急いで駆け付けたが、すでに救急隊は到着していた。そして、救急隊は、息を引き取っていることを確認、そのまま警察に連絡していた。

私が、色々救急隊に説明している最中に警察官が登場したため、改めてその警察官にも事情を説明した。この時の警察官は柔軟な人だった。「そういうことであれば、我々は帰ります」と言って引き取ってくれたので、大きな問題にならずに済んだ。家族も、思わず救急隊を呼んでしまったことを恐縮していたが、分かっていてもパニックになることはある。私は、「びっくりしましたね」と慰めた。

2回目の時は大変だった。いつ呼吸が止まってもおかしくない状態の患者さんだった。いつものように、家族とそのことは共有し、救急車は呼ばずに、まずは我々に連絡するよう確認し合っていた。

ところが、家族が所用で、短時間家を離れたときにそれは起きた。たまたま見舞いに来た親戚が、ベッド上で呼吸していない患者さんを見てびっくりし、家族が不在であったこともあり、思わず救急隊に連絡してしまったのだ。

そして救急隊が来て警察に連絡され、私がつく頃には、警察官も来ていたのであった。

私は、「患者さんは終末期のがんで、いつ呼吸が止まってもおかしくない状態であり、これは、紛れもなく病死である」と伝えたが、すぐには聞き入れてもらえなかった。どのような薬を、いつから出しているのかなど、繰り返し質問された。家族もまた、別室で事情聴取されていた。最終的には、警察も現場判断できずに、本部と連絡を取り合い、結果的には、病死ということで、診察は私に委ねられた。だが、その前に、遺体の写真は撮らせてもらいますと言われ、患者さんの部屋から追い出されてしまった。その日は通常の診療日であり、後の患者さんの訪問診療を控えていたのだが、結局、2時間近い時間が経ってしまっていた。

目の前で起こるであろう変化はどんなに説明していても、家族にとっては初めての経験である。ましてや、気が付いたら息をしていなかったなどの状態に直面すれば、パニックになることは十分あることであり、それを責めることはできない。

であればこそ、その療養経過中に、繰り返し急変の可能性と、まずは救急隊ではなく、我々に連絡するよう丁寧に説明を繰り返していくことが大事になる。それは、もちろん、家族を不安に陥れるためではなく、不本意な最期の時間を避けるためである。

このことは独居の場合であれば、訪問介護士などに当てはまる。ケアマネージャーを通して、何があっても救急隊には連絡せず、必ず訪問看護かクリニックに連絡するよう、お願いしている。

時には、患者さんの部屋の外に、誰の目にもとまるように「救急隊は呼ばないでください」という張り紙をしておくこともある。

独居の在宅看取りは可能なのか

一般病院での終末期医療の悲惨さからホスピスの大切さに気付き、聖ヨハネホスピスで、ホスピスケアの素晴らしさを体験した我々がたどり着いたのは、地域の中の在宅ホスピスケアだった。ケアタウン小平チームは、それらを通して、治ることが難しいなら、最期は住み慣れた在宅で迎えたいと望む患者さんと、その望みを叶えさせてあげたいと願う家族の思いに応える支援活動を行ってきた。

だが、読者の皆さまもご存知のように、近年では、老々介護が増えている。そのどちらかが、死に直面し、在宅での最期を望んだ場合、例えば「ケアタウン小平チーム」のようなチームがあれば、その望みがかなえられる可能性がかなり高いことは、既に述べてきた通りである。

本人の思いに応えることのできた遺族は、喪失の悲しみはあるものの、それなりの達成感があることもまた確かなことである。

だが、遺された遺族はふと我に返り、こう思う。

「在宅での看取りは、大変なこともあったけれど、頑張って良かった。やっぱり、在宅はいいですね。私も、できれば、最期は在宅がいい。でも、一人残された私は、誰が看取ってくれるの？」

このような遺族を含め、今後の大きな課題は、独居高齢者をどこで看取るのか、ということになるであろう。

独居でも最期まで安心して在宅で過ごせる条件

そこで、独居でも最期まで安心して在宅で過ごせる条件について考えてみたい。

まずは、自分の死後の事務処理も含め、生存中に、きちんと身辺整理しておいた上で、
①24時間対応の専門的訪問診療、訪問看護があり、患者さんの医療上の不安や問題にいつでも、適切に対応できること
②亡くなるまで、何らかの介護があること、また必要に応じて、①の訪問看護やクリニックへ連絡できること
この二つがあれば、独居でも、最期まで在宅で過ごすことは可能である。問題は、この②の役割を、どのように確保するかということになる。

まずは介護保険に基づく訪問介護士であるが、要介護度によって訪問回数に制限がある。また最重度の「要介護5」であったとしても、24時間のカバーはできないため、訪問介護士の役割は限定的である。

そこで、その介護保険の空白を埋める四つの工夫が以下である。
①非同居家族・親戚の支援を受ける：普段は別居の家族や親戚でも、もはや、残り時間が少ない

という状況になった場合、手助けしてくれることもある。終末期がんであれば、ある程度の予後予測ができるため、先の見える介護となり、仕事などの調整が可能な場合も少なくない。

②友人・知人の支援を受ける：いざとなった時に助け合える友人・知人が多数いれば、それぞれがローテーションを組み、24時間のうちの深夜だけでも、介護空白を埋めるようにすればいい。例えば7人の知人がいれば、日替わりで1週間対応できるだろう。簡単な介護以外の役割は、やはり専門家への連絡係である。

③ボランティアの支援を受ける：研修を受けたボランティアが、家族や、友人、知人代わりの役割を果たすことは可能である。ただし、個別訪問ボランティアの活躍はいまだ不十分であり、ケアタウン小平チームでも、個別訪問ボランティアは実現できていない。

④自費ヘルパーを活用する：介護保険に基づいた訪問介護は、原則朝から夜までの時間帯の訪問であり、1回の訪問は30分から1時間のことが多い。ケアマネージャーが、関係者と調整し訪問介護が始まるが、基本的に深夜の訪問はない（制度的には定期巡回・随時対応型訪問介護看護もある。これがあれば、深夜の訪問も可能であるが、取り組んでいる事業所の数は少ない）。日中であれば、多少の空白があっても、一定時間後には、訪問介護や、訪問看護もあるので、何か問題が生じても対応可能であろう。問題は夜間、特に深夜帯である。何らかのニーズがあっても、親戚、友人、知人、ボランティアがいなければ、我慢するしかない。だが、これを、避けようとすれば、深夜帯だけでも、自費のヘルパーに、夜間見守りの手助けをしてもらう手もある。

ところで、ホスピス（緩和ケア病棟）に入院した場合、差額ベッド代がかかることもある。私がいた聖ヨハネホスピスの場合、20ベッド中、半数が差額の必要なベッドであったが、1日当たり、約1万5、6千円が必要であった。これらは医療保険の対象ではないため自費になる。

ホスピスに入院し、差額ベッド代を負担したと考えれば、深夜の自費ヘルパーの依頼はある程度、可能になるのではないか。

ちなみに終末期がんの場合、その疾患特性でも述べたように、病状が悪化し、自力での日常生活が困難になるほどに衰弱が進めば、その後の人生は1カ月以内のことも多い。つまり、1カ月分の夜間の自費ヘルパー費用が準備できれば、家族や、友人、知人がいなくても、すべてとはいえないが、お一人様の最期は可能なのだ。

ところで、金銭に関しては、民間生命保険会社の在宅緩和ケア給付金もある。これは、入院給付金同様に、在宅ホスピスケア（緩和ケア）が始まった場合に、給付金を受けることができるというものである。これらを活用することによっても、自費ヘルパーをお願いすることは可能だろう。現在加入している、生命保険会社にたずねて欲しい。

以上の条件が整えば、がんであれ、非がんであれ、多くの場合、独居でも、最期まで在宅で過ごすことは可能なのである。

第8章　ホームホスピスという解決法

読者の皆さまは、「ホームホスピス」についてご存じだろうか。1990年代後半から、宮崎県宮崎市で始まった取り組みである。住宅地の中の空き民家を改修し、終末期のがんなどの身体的疾患や、認知症などで一人暮らしが困難になった人々が、そこを終の棲家にしようと5人ほどで共同生活を営む取り組みである。

一人暮らしが困難になった人々の集団生活なため、介護や食事などの日常生活支援や24時間対応の医療も必要であるが、その形態は、小さな「疑似家族」ともいえるものである。その家族を、支援者が母親の如くに優しく、寄り添いながら、お世話しているようにも見える。そのためか、宮崎の「ホームホスピス」は「かあさんの家」と称している。

空き民家を改修した、地域の中の普通の家なので、入居者やスタッフの話し声、洗濯、掃除、料理等の、ありふれた日常の生活音や匂いが、自室にいても届いてくる。自分の本来の家ではないが、そこには誰にとっても懐かしい家庭の音や匂いがある。

この運動の主導者でもある、市原美穂さんは、以上のような状態を、共に暮らす、すなわち「とも暮らし」と表現している。

「ホームホスピス」は、「ホーム（家庭）」であるので、家族単位である5人ほどが、大多数の一人としてではなく、5人家族の中の一人として、住み慣れた地域の中の「ホーム」で、人生の最期まで暮らせることを目指している。

似て非なるものに有料老人ホームなどの介護施設がある。まずは、家族単位を越えた多人数の集団生活である。生活支援は行われるが、看取りまで行うところは、そう多くはない。その死が避けられないと分かっていても、病状悪化時には入院を余儀なくされ、病院で死亡することも多い。

それら介護施設と「ホームホスピス」の違いは、「ホームホスピス」の目的は生活支援もさることながら、その生活の場での看取りも前提にした、尊厳ある生と死の実現であるということだ。この取り組みは、現実的には、地域の空き民家の活用を促し、家主には家賃が入り、地域住民には、自宅ではないが、住み慣れた地域で人生の最期まで暮らし続けられる安心を提供し、また地域の人々が、そこで支援スタッフとして働くことを可能とし、ささやかではあるが新たな雇用を生み出すのである。

また、そこを終の棲家とするためには、24時間対応の医療や介護など多職種の連携と地域の支援が必要であり、2025年問題ともいわれる多死社会に向けた、地域包括ケアシステムのモデルの一つにもなり得るだろう。

「ホームホスピス楪」の誕生

さて、その「ホームホスピス」が2014年4月、東京都小平市にも誕生した。NPO法人「ホームホスピス武蔵野」が運営し「楪《ゆずりは》」と名付けられた。「楪」は日本財団の支援を受け、マンションを改修したものであるが、5人が住めるようになっている。前入居者のリビングやキッチンは、ほぼ、そのまま利用されており、まさに普通の家庭のようである。

ここでは専門性の高いホスピスケアを提供できる「ケアタウン小平チーム」が24時間対応の医療を提供しており、さらに地域ボランティアの支援によって、上述したような「ホームホスピス」の理念は実現されている。

2017年7月までの間に、既に14人の方が、暖かな雰囲気の中で、スタッフや家族に見守られ、穏やかに旅立っていった。

ただ、どんなに理念が高かろうとも、小さな家族を想定した5人ほどの利用者では零細なNPO法人にとって運営は厳しいものがあり、地域のボランティアや寄付が運営を支えている。発祥の地、宮崎では、宮崎市が、家賃の一部補助を行って支援している。

それぞれの地域で活動を開始した「ホームホスピス」の意義を理解していただき、新たな社会モデルとして定着するように、地域の人々や行政などの支援も必要としている。

新たな課題もある。「楪」は後述する「全国ホームホスピス協会」の基準を満たした「認定ホームホスピス」であるのだが、外形的には制度に基づく「有料老人ホーム」のようにも見えてしまう。そのため「楪」に対して、東京都は絶えず、有料老人ホームとしての届け出を出すよう求めてくる。

しかしながら、ホームホスピス関係者は、私もそうであるが、形は似ていても、中身は違うとの認識も強く、「有料老人ホーム」として東京都に届け出を出すことに抵抗を感じている。

そのため、東京都のホームページには「楪」は未届有料老人ホームとして公表されている。行政の立場からは、従来の制度の枠組みに入れ込むことで、行政の管理下に置ける安心があるのだろう。

しかし、「ホームホスピス」の活動は、従来の制度下の有料老人ホームなどではできなかったことに対して始まった、新しい社会運動なのである。その運動がさらに社会に広がり定着していくためには、それを支援する新しい制度が必要なのだと強く思う。関係当局の皆さまのご理解とご支援を心より願うものである。

一般社団法人「全国ホームホスピス協会」誕生

ところで「ホームホスピス」という表現は、その質を担保するため、似て非なるものが、同じ名称を使用することができないように、一般社団法人「全国ホームホスピス協会」が商標登録している。協会正会員施設は、2018年1月の時点で、全国で33軒あり、さらに増加する見込みである。

また、同法人は、ケアの質を担保するために、2015年12月、会員施設が共有する「ホームホスピスの基準」を策定し公表している。その基本理念と基本条件を紹介してみよう。

（基本理念）

1、本人の意思を尊重し、本人にとっての最善を中心に考えます。

2、「民家」に少人数でともに暮らし、通常の「家」という環境で暮らしを継続することを大切にします。

3、病や障碍などの困難な条件下にあっても最期まで生ききることを支え、家族が悔いのない看取りができるように支えます。

4、一人ひとりが持つ力に働きかけ、医療介護など多職種の専門職やボランティアが一体となって生活を支えます。

5、死を単に一個の生命の終わりと受け止めずに、今を「生きる」人につなぎ、そこに至るまでの過程をともに歩む、新たな「看取りの文化」を地域に広げます。

と、いうものだ。そして、その基本理念を実現するための基本条件は以下の通りである。

（基本条件）

（A）住まいであること：その要件として

①居心地のいい空間が準備されていること
②本人にとって安心できる空間であること
③既存住宅を活用し、その良さが活かされている
が挙げられている。

具体的には、日当たりや風通しのいい空間があり、生活の音や匂いがあり、人の気配の感じられる空間があり、かつ、生活の名残のある家の活用を条件としている。
(B)「とも暮らし」という暮らし方
①住人どうしが共同生活を送っている
②本人と家族との繋がりが保たれる適正な規模である
③住人どうし、家族どうしの繋がり、スタッフとの繋がりが確保されている
これは、一軒当たりの住人は、5、6人であり、住人とスタッフが「ともに暮らしている」という関係性が築かれていることを、意味している。
(C)日々の個別ケア
①本人の意思と自己決定の尊重
②一人ひとりの生活のリズムを整える
③一人ひとりの人生の物語を大切にする
④暮らしを支えるために必要な医療がある

これは、ケアの方針、方法の決定を、本人の了解を得ながら進めていくことや、本人の潜在能力を見極め、その力を奪わないように適切に支えることを意味している。

また、食事、排泄《はいせつ》、睡眠、清潔、日々の活動、環境整備に配慮し、個別性のある、生活リズムを整えることや、個々の生活史を、本人、家族に聞き、誕生会や、季節の行事など、それぞれの人生の物語を大切に支えることも意味している。

さらには、それらの暮らしを支えるために必要な24時間対応の医療とも連携していくことを意味している。

（D）看取りのあり方

①本人が望む場所で、望むように生を全うできるように支援する

②家族が安心して看取れるように補完する

③人の死を受け容れ、最期まで本人と家族を支える

本人が望む場所で、望むような生を全うするためには、日常の話題の中に、死についても取り上げ、そのような時に備えて、意思確認をしておくことは大切なことである。また、看取りの経験のない家族もおり、死を肯定的に受け止められるように、家族を支え、見守ることも大切であることを意味している。

以上、ホームホスピスの基本理念と、その理念を実現するための基本条件について説明させて

いただいたが、今後、ホームホスピスが、さらに社会ニーズに応えていこうとすれば、その質をどう担保するのかは重要なことである。基本理念と基本条件を、公に明示することは、その第一歩であろう。

「楪」からの旅立ち

先述したホームホスピス「楪」には、一人暮らしが困難になってしまった認知症の方や、自力歩行が困難など、日常生活を送るうえで、何らかの介護を必要としている高齢者や、がんの末期で、自宅での生活継続が困難になってしまった方などが入居している。しかし、一人暮らしの方の入居ばかりとは限らない。家族と同居していたが、家族の介護の限界で入居する方もいる。

90代の女性であるKさんの場合もそうだった。最初は一人暮らしだったが、脳梗塞で左半身麻痺になってからは、娘さん夫婦の家に同居しながら介護を受けていた。しかし、思うように動けない苛立ちに加えて、脳梗塞の後遺症で、断続的に左側の上下肢をしびれを伴う痛みに襲われるなど、本人にとっても、家族にとっても大変な介護の日々だった。

娘さんが自宅での介護に限界を感じ始めたころ、訪問看護師の紹介で「楪」に入居することになった。「楪」に入居した時点で、ケアタウン小平クリニックも訪問診療を開始し、生活支援は「楪」が、医療は「ケアタウン小平チーム」が引き受けることになった。医療の役割としては、Kさんのしびれを伴う痛みを少しでも軽減させることと、風邪や便秘、膀胱炎などの日常的な健康管理だった。

既に、他医療機関で症状緩和の試みはなされていたが、十分ではなかった。薬が増えることを懸念するKさんと、ゆっくり、じっくり話し合い、症状緩和に取り組んだ。結果的に、不自由な身体はそのままだったが、Kさんを苦しめていたしびれを伴う痛みは軽減され、夜もよく眠れるようになった。

「楪」は、家族の訪問はいつでも歓迎である。自宅での介護から解放された娘さん夫婦は、毎日のようにKさんのもとに顔を出していた。「楪」スタッフも温かく介護した。

最初は、なかなか「楪」になじまなかったKさんだったが、だんだんと「楪」が第二の我が家となっていった。同じ空間では、家族といえども一度煮詰まってしまうと、逃げ場がなくなってしまい、お互いを傷つけ合ってしまうこともあり得る。だが、「楪」という媒体を持つことで、お互いを大切に思える距離感が持てるようになり、居心地が良くなってきたのだと思う。

そんなKさんにも、老衰による衰弱は、密やかに進んでいた。静かに最期を迎える日の夜、娘さんはKさんのベッドに潜り込み、かつて幼いころ自分が母親であるKさんにやってもらったように添い寝をした。Kさんは、その娘さんの温もりの中で、娘さんが優しく語り掛ける感謝の言葉を、たぶん子守歌のように聞きながら、旅立っていったのである。

「楪」では、このようなことも可能なのだ。そう、ここはホームだからである。

アパート「いつぷく荘」

ケアタウン小平に併設されているアパート「いつぷく荘」の入居対象者は、高齢だったり、障害やがんなどの病気を抱えながらも、一人暮らしが可能な方々である。先に示した「独居でも最期まで安心して在宅で過ごせる条件」が整えば、当然「いつぷく荘」が終の棲家となる。

その必要条件の一つである、24時間の医療に関しては、同じ屋根の下の「ケアタウン小平チーム」が対応できる。入居者の状態によっては、1階にあるケアタウン小平デイサービスセンターの利用もできる。

食事は、自炊も可能であるが、やはり同じ建物にある配食サービス会社「みゆき亭」で賄える。問題は介護である。アパートであり、基本、一般住宅であるので、介護保険を最大限利用しても、どうしても介護の隙間はできてしまう。だが、第7章で述べたように、その隙間を埋めることができれば、もちろん、「いつぷく荘」も終の棲家にできるのである。

2005年10月にオープンした「いつぷく荘」から旅立った方は、2017年5月の時点で、20名。そのうち、がんの患者さんは16名、老衰2名、その他2名だった。がんの患者さんお一人と、老衰の患者さんお一人、それぞれの旅立ちについてご紹介しよう。

Lさんは40代で乳がん末期の患者さんだった。がん性疼痛の緩和を中心に訪問診療を行っていたが、やはり病状の進行に伴う衰弱のために、自力での日常生活がだんだんと難しくなってきていた。

まずは医療保険による訪問看護が入るようになり、そして生活支援のために介護保険による訪問介護が入り、なんとか日々の暮らしは成り立っていたが、ついにベッド上の生活にならざるを得なくなってしまった。一つ一つの動作に、誰かの手助けが必要になってしまったのだ。

一人暮らしである。介護保険による介護の隙間を埋めることができなければ、一般的にはホスピスなどへの入院療養になる状況である。だがLさんは、「ケアタウン小平チーム」のサポートのもとに「いつぷく荘」で、その最期を迎えることを希望された。

Lさんの場合、介護保険の隙間を埋めたのは、知人と、自費によるヘルパーの導入であった。そうやって、亡くなるまでの介護の継続性が担保されたため、Lさんは、ある年の晩夏、その願い通り「いつぷく荘」から旅立っていくことができたのだ。


90代の女性Mさんは、慢性腎不全だった。だが、なんとか薬物療法で調子を整え、歩行器に頼りながらも、日々を暮らしていた。

Mさんを支えていたものは、深いキリスト教に対する信仰と、その昔、Mさんが長たる立場にいた時の職場にいた部下のNさんだった。NさんはMさんを慕い、よく顔を出していた。自力での病院通院は困難でもあり、ケアタウン小平クリニックが訪問診療を引き受けていた。

ある日の診察時にMさんは「自分の病状が悪化した場合Nさんが介護してくれると言っている。

自分はそのNさんの力を借りながら、この『いつぷく荘』から神のもとに帰りたい」と話された。私は、「ケアタウン小平チーム」にNさんが加われれば、それは可能だと思うと応えた。Mさんは「これで安心だ。あとは先生に任せるね」と喜ばれた。

後日、Nさんにその話を伝えたところ、Nさんは若いころ、Mさんにとてもお世話になったので、その恩返しをしたい、だからMさんの状態が、そのようになったら、可能な限り手伝いますと、はっきりと応えてくれた。

その後、しばらくして、Mさんは、病状の悪化というより老衰と思われる衰弱でベッド上の生活になった。使える限りの訪問介護を導入し、訪問看護も入るようになったが、ある時期から、夜間はNさんが泊まり込むことになった。そして、まさにMさんの望むように「いつぷく荘」の自室から昇天した。

Lさんも Mさんも、それぞれ一人暮らしであったが、Lさんは、知人と自費ヘルパーで、Mさんは親しい知人の力を借りて、介護保険の隙間を埋めることができた。結果、お二人とも、それを望んだ住み慣れた場所「いつぷく荘」から旅立つことができたのである。

以上のように、ホスピス（緩和ケア病棟）から在宅ホスピスケアに軸足を移し、「患者さんの自宅」や、「ホームホスピス」や、「いつぷく荘」から、旅立っていったたくさんの方々に同行してくると、新たに見えてくる世界がある。

そのことを明らかにするために、私の経験してきた聖ヨハネホスピスと現在の在宅緩和ケアにおける医療やケアの違いについて、考えてみたい。

なお、今まで、冒頭からの流れでホスピス（緩和ケア病棟）、在宅ホスピスケア（在宅緩和ケア）、ホスピスケア（緩和ケア）のように表現してきたが、ここからは制度にまつわる話も多くなるために、以上のような表現ではなく、制度に基づく表現である「緩和ケア病棟」「在宅緩和ケア」「緩和ケア」と表現させていただくことにする。聖ヨハネホスピスも制度的には緩和ケア病棟であるが、固有名詞なので、そのまま聖ヨハネホスピスと表現したい。

聖ヨハネホスピスと「ケアタウン小平チーム」の違い

まずは、聖ヨハネホスピスにいたときの自分の日常診療と在宅緩和ケアに携わっている現在の日常診療を比較してみたい。

聖ヨハネホスピス時代、医師としての私は、休日を除き、原則として、毎日すべての患者さんの部屋を訪れていた。当時は20ベッドあり、9割前後のベッド稼働率であったため、午前午後合わせて、1日18人前後の患者さんの診療を行っていた。病状の悪い患者さんであれば、1日数回、診療することもあった。

看護師たちはもちろん、医療的な理由よりも介護上の理由から、1日何回も訪室しケアをしていた。夜も、すべての患者さんの巡回をしていたし、臨終間際や、病状が不安定な患者さんへの訪室回数は当然多かった。

在宅では、終末期がん患者さんの場合、在宅訪問開始の時点で、通常は週1回の訪問診療が基本である。病状が悪化した場合は週2回の訪問診療に増やすこともあるが、往診も含め、連日訪問することはそう多くはない。聖ヨハネホスピス時代に比べると、患者さんのベッドサイドでの診療回数は激減しているといっていいが、それが可能である理由は以下のようである。

第7章で、ホスピスと在宅での症状コントロールの違いについて述べたことと重複するが、例えば、患者さんに起こる変化は、そのがんの種類や程度によって、どのようなことが起こり得るか、ある程度予測できる。

そのため我々は、まず、そのような変化が起き得ることを、あらかじめ患者さんや家族に説明する。そのうえで、それらが実際起きた場合に備えて、ご自分たちで、その病状変化に対処できる薬剤を、頓用薬《とんよう》（症状に応じて随時使用する薬剤）として事前に処方しておくのだ。つまり、本人や家族が、いつでも医療側と相談の上、病状変化に慌てることなく、自ら対応できるようにしておくのである。

次なる理由は、24時間対応の訪問看護ステーションとの密なるチームワークがあることである。患者さんと家族には、何か変化があり、自分たちで判断に困ったときには、まず訪問看護ステーションに相談するようにお伝えしている。相談は24時間ＯＫである。

また訪問看護ステーションには、患者さんに起こり得る苦痛症状、例えば痛み、発熱、不眠、不穏などに対して、複数の事前指示を出しておく。患者さんや家族から相談を受けた看護師の判断で、それら事前指示に基づいて、患者さんにあらかじめ処方してある頓用薬の使用を電話でアドバイスできるようにしておくのだ。それでも対応困難な時には、訪問看護師はいつでも直接訪問し対応してくれる。これでほとんどの問題は解決できる。これでも解決が困難な時に、はじめて往診になる。このような事前の準備と、情報を共有している訪問看護ステーションと密なるチームを組むことによって、往診も含めた患者宅訪問は、そう多くなくても大丈夫なのである。

また、看護師の訪問看護も、週に1、2回がほとんどであり、病状が悪化すれば、連日訪問することもあるが、それは、多くの場合、病状が不安定な場合や、看護師でなければできない医療処置が連日必要な場合である。さらには、残された時間が日の単位で、家族の不安も強く、その家族へのケアが必要な時である。

遺族満足度調査の結果

さて、日本ホスピス・緩和ケア研究振興財団は、我が国の緩和ケア病棟の約90%が会員として加入しているNPO法人日本ホスピス緩和ケア協会の協力のもと、数年おきに「遺族によるホスピス・緩和ケアの質の評価に関する研究（遺族によるホスピス・緩和ケアの満足度調査）」を行っている。

患者さん本人に対する満足度調査は、病状の変化もあり、現実的には難しいため、遺族の満足度を調査することによって、間接的に患者さんの満足度を知ることを目的としているものだ。

平成24年度に公表された第2回の調査結果による全般的な満足度は、「非常に満足」「満足」の答えを合わせると、一般病棟62%、緩和ケア病棟81%、診療所（＝在宅緩和ケア）86%であった。これに「やや満足」を合わせると、それぞれ、84%、94%、96%になる。

調査は全国数百カ所の緩和ケア病棟および全国数十カ所の在宅緩和ケアに携わる診療所の平均的評価であるが、共に90%以上の遺族が大方満足されていたことになる。

聖ヨハネホスピス勤務時代における診療頻度と、現在の在宅緩和ケアにおける診療頻度には、看護師のケア回数も含め、大きな違いがあるのに、遺族の満足度は、ほぼ同等なのである。

もし、緩和ケア病棟のように、患者さんや家族に対して医療が関わる頻度が、遺族からの高評価の理由であるとすると、在宅緩和ケアが、緩和ケア病棟にも勝るとも劣らぬ評価を得ることはできないだろう。

となると、その理由は、患者さんに関わる医療の頻度だけではないことが分かる（もちろん、患者さんや家族が安心して在宅で過ごせる24時間対応の医療体制があることは大前提である）。

では、なぜなのだろう。その最大の理由は、第7章の「在宅では苦痛症状が軽減する」でも触れたが、どんなに環境が整備されていたとしても緩和ケア病棟は「アウエイ」であり、どのような環境であったとしても、その人にとって在宅はまさに「ホーム」である、ということになる。

ホームである家では、家族は緩和ケア病棟より、はるかに多くの時間を、患者さんと同じ空間で過ごし、直接的に介護に参加することになる。

大変なことは間違いないが、しかし、本人の思いに応えたという達成感も大きくなることは、既に述べたとおりである。

さらには、家族にとっても家は、当然ホームである。適宜、自宅での自分の日常をこなしつつの介護が可能であり、疲れても、誰にも気兼ねすることなく、休憩することも可能なのだ。そのようなことも、遺族の満足度に寄与しているのかもしれない。

在宅ホスピスの可能性

さて、以上のように、遺族の満足度が、緩和ケア病棟と優劣つけがたい在宅緩和ケアの現状から鑑みると、現行医療保険制度の施設基準に基づいた緩和ケア病棟のあり方でなくても、満足度の高い施設緩和ケアは可能ではないのか、ということなのである。

なぜなら、終末期がんであったとしても、24時間適切な緩和ケアができる医療と亡くなるまでの介護、この二つがそろえば、緩和ケア病棟でなくとも、その人が望む場所で、望むような人生を送ることが可能であることは、今まで述べてきた通りだからである。

緩和ケア病棟における看護師は、看護師と介護士の二重の役割を担っている。しかし、在宅やホームホスピスを考えれば、何らかの介護があれば、看護師の訪問は、連日必要なことは、そう多くはないし、しかも、訪問時間も1時間前後で済んでいるのである。

現状の緩和ケア病棟の療養環境はそのままにして、苦悩する患者さんや家族とのコミュニケーションがしっかりできて、かつ痰の吸引や、坐剤の挿肛などの研修を受けた介護士を夜間も含め手厚く配置できれば、看護師の配置は現状よりも軽減できると思われる。

また、適切な緩和ケアのできる医師の24時間対応可能な体制があれば、病室への回診は、週1、2回の定期回診以外は、往診に当たる臨時の診療で済むのではないか。

要するに、大切なことは、安心して過ごせる生活の保証であるとすれば、緩和ケア病棟は現状の施設基準に基づいた、病院の一部という位置づけである必要もなくなるのではないだろうか。

緩和ケア病棟（ホスピス）と在宅緩和ケア（在宅ホスピスケア）の両方を経験してしまうと、そんな世界も見えてくるのである。

第9章　変えることのできない現実で苦しむ人への支援

衝撃的なできごと

ホスピスケアは、患者さんが少しでも、人間らしく、自分らしく生きることを、チームで支援することであることは、既に述べてきた通りである。

だが、そうやって自分らしく生きることができたとしても、病状の進行による衰弱は避けられない。

終末期がんの疾患特性（第2章）の中で述べたように、亡くなる2、3週間前になると急速に衰弱は進み、それまでなんとか自力でできていた基本的な日常生活、すなわち移動、食事、排泄、入浴などが自力ではできなくなってくる。そして、その多くの場面で、他者の力を借りざるを得なくなるのである。

特に排泄の問題は深刻だ。ある朝、便意を催し、トイレに行こうとする。ところが、すぐに、たどり着くはずのトイレに、なかなかたどり着けない。足に力が入らず、ふらつき、前に進めないのだ。近いはずのトイレがやけに遠い。そして、間に合わず、心ならずも失禁してしまうこともある。衰弱がいつの間にか、脚に来ていたのだ。

これは、衝撃的なことである。まさか！　なんで私が！　と、うろたえながら、慌てて、汚れを処理し、下着を替える。そのあとにおとずれる、どうにもできないほどの自己嫌悪と無力感……。これを繰り返すようになれば、その思いとは裏腹に、身近にいつでも介助してくれる人がいない限り、もはやトイレはあきらめざるを得ない。

となれば、ベッドサイドのポータブルトイレを余儀なくされ、さらにベッドからの移動も困難なぐらい衰弱すれば、オムツを余儀なくされることになる。死んでも付けたくなかったオムツ。でも、付けなければ、下着も、ベッドも汚してしまう。人間としての尊厳が根底から揺らぎだす。

そうして、患者さんは、変えることのできない過酷な現実を前にして考える。「もう、間もなく死んでいくことが分かっている私が、この耐え難い状況を、これ以上生きる意味があるのだろうか」。そして「もう、十分生きてきた。今までの人生、なんの悔いもない。でも、もう限界、早く楽になりたい」とか「そろそろ終わりにしたい」と、周囲に訴えるようになるのだ。十分に共感できる場面である。

もし、あなたが、たまたまお見舞いに行った患者さんから、上記のように訴えられたら、どう応えるのだろう。あなたは、思わず「そんなこと言わないで！　もっと、頑張って！」と言ってしまうかもしれない。

それを聞いた患者さんはたぶん、悲しそうに、もうそれ以上あなたに訴えるのは止めるだろう。ギブアップしたいほど追い詰められて訴えたのに、分かってもらえなかったからだ。

もし、あなたが、逆の立場で「もう限界、早く楽になりたい」と訴えたとき、「もっと頑張って」と励まされたら、どんな気持ちになるだろうか。少なくとも、ここは、励ます場面でないことは共感していただけるのではないだろうか。では、どうすればいいのだろう?

緩和ケアに対する誤解

以上のような状況にいる終末期がん患者さんに対するケアのあり方は、一般的には「緩和ケア」といわれている。

緩和ケアという言葉は、かなり一般化してきたように思える。新聞、テレビ、雑誌などのメディアにも、今や特別な注釈なしに登場する場合もある。私も、本書の中で、とくに、注釈なしで使用してきた。医療の現場をみてみれば、関係者は、緩和ケア病棟、緩和ケアチーム、在宅緩和ケアなどを共通言語のように使っている。

例えば、一般病棟の医師や看護師たちが、ためらいもなく「私のところでも緩和ケアをしています」ということがある。だが、その意味は「がんの痛みの緩和に取り組んでいます」という意味だったりする。「がんの痛みを和らげること=緩和ケア」と思いこんでいるのである。

がんの痛みを和らげることは緩和ケアの一部ではあるが、それだけで緩和ケアとはいえないことは、この先を読んでいただければお分かりいただけると思う。

そこで、あらためて、「緩和ケア」とは一体何か考えてみたい。2002年、WHOは「緩和ケア」をこう定義した。

「緩和ケアとは生命を脅かす疾患による問題に直面している患者とその家族に対して、疾患の早期より、痛み、身体的問題、心理・社会的問題、スピリチュアルな問題に関して、きちんとした評価をおこない、それらが障害とならないように、予防したり、対処したりすることで、QOLを改善するための、アプローチである」（なお、QOLとはQuality Of Life の略であり、生活の質、人生の質、命の質とも訳されるが、それら全体を意味していると考えられる）。

つまり、死に直面するような疾患の場合に、患者さんは「身体的、心理的、社会的、そしてスピリチュアルな四つの問題に直面する」というのである。それらの問題が解決できなければ、患者さんは、それぞれ「身体的苦痛、心理的苦痛、社会的苦痛、そしてスピリチュアルな苦痛（スピリチュアルペイン）に直面する」ことになる。

そして、緩和ケアとは、そのような困難状況にいる患者さんのQOLを高めるために、それら四つの苦痛に対して、適切に対処することである、といっている。

この定義に基づけば、がんの痛みを緩和することは、緩和ケアの一要素ではあるが、それだけでは緩和ケアをしているとはいえないことが、お分かりいただけるだろう。つまり緩和ケアとは、WHOが定義した意味でのみ使用できる言葉なのである。現在の我が国で使われている緩和ケアはＷＨＯの定義の一部だけを都合よく使っている場合も少なくない。読者の皆さまには緩和ケアを標榜する医療機関などにはＷＨＯの定義に基づいたケアなのかどうかを確認することをおすすめする。

ところで、その四つの苦痛の一つであるスピリチュアルペインは、わが国では、ほとんどなじみのない概念であった。しかし、ＷＨＯの緩和ケアの定義に登場してくる、このスピリチュアルペインの概念が理解できなければ、緩和ケアの本当の意味は理解できないことになる。少し長くなるが、とても大切なことなので、スピリチュアルペインとはいかなるものなのかについて、思索を深めたい。

スピリチュアルペインとは何か

例えば、村田久行は『看護に活かすスピリチュアルケアの手引き』の冒頭で、森田達也らの「終末期がん患者の希死念慮と身体的苦痛・実存的苦痛」（ターミナルケア10、２０００年、１７７―１７８）を引用し、緩和ケアの臨床では、患者のスピリチュアルペインとは

・人生の意味、目的の喪失
・衰弱による活動能力の低下や依存の増大
・自己や人生に対するコントロール感の喪失や不確実性の増大
・家族や周囲への負担

・運命に対する不合理や不公平感
・自己や人生に対する満足感や平安の喪失
・過去の出来事に対する後悔、恥、罪の意識
・孤独、希望のなさ、あるいは死についての不安

といったさまざまな苦しみである、といわれていると述べている。

とすれば、衰弱の結果としてオムツを着けざるを得ない患者さんの状況は、まさに衰弱による活動能力の低下や依存の増大であり、自己や人生に対するコントロール感の喪失や不確実性を実感し、かつ否応なく家族や周囲へ負担をかけていることを実感せざるを得ない状況、ということになる。この状況の患者さんの嘆きは、まさに、スピリチュアルペインそのもの、ということなのである。

ところで、村田は同書の中で、「緩和ケアの臨床では」と、上記で列挙した終末期がん患者さんが直面するさまざまな苦痛状況から「スピリチュアルペインとは、自己の存在と意味の消滅から生じる苦痛」と定義した。

だが、列挙された状況は、終末期がん患者さんに限られた状況ではないことは明らかである。人生のさまざまな場面で、誰もが直面し得る状況である。

それら「スピリチュアルペインといわれている状況」を定義するのであれば、私は「スピリチュアルペインとは、その状況における、自己のありようが肯定できない状態から生じる苦痛」と

定義したほうが、より普遍的であると考えた。この定義であれば、もちろん村田の定義も包含される。

なぜスピリチュアルペインと表現するのか

さまざまな関係文書を読んでみたのだが、残念ながら今までのところ、「なぜそのような状況を表す言葉がスピリチュアルペインという言葉なのか」という明確な答えを見つけ出せてはいない。

私のその疑問に対する前掲書の中の答えもまた「そのような状況は、スピリチュアルペイン、といわれている」であった。つまり、みんながそういっているから、そうなんだ、というのである。言葉の由来や根拠などにこだわっているより、今、目の前でスピリチュアルペインといわれる状況のただ中で苦しんでいる人に対するケアのあり方を考える方が先決だ、ということなのだろう。

ことの重要性を考えればその通りでもある。だが、本当にそれでいいのか。言葉には必ず、由来や根拠があるはずだし、それを明らかにしてこそ、その言葉の本質に迫れるのではないのか。

その由来や根拠を「みんながそういっているから」とあいまいにしたまま、ただその状況への対応を考えても、それは、問題の上澄みを掬っているようなもの、なのではないのか。それでは、その問題の奥底にある本質には辿り着けないのではないのか、と私は考えた。だから、私は、スピリチュアルペインという言葉を使う根拠を、私なりに極めたいと考えた。

四つの苦痛の源

まずは、先述した2002年のWHOの緩和ケアの定義から導き出されたことは、生命を脅かされるような疾患に直面するような状態の場合には、患者さんは身体的苦痛、心理的苦痛、社会的苦痛、そしてスピリチュアルペインの四つの苦痛に直面する、ということであった。

それでは、上記四つの苦痛はなぜ生じるのだろうか。素直に考えてみたい。読者の皆さまは、身体的苦痛はなぜ生じると考えるだろうか。答えは簡単である。人間は身体を持っている存在だからだ。

その身体に、切り傷や骨折などの異変が起きれば、当然痛みを感じる。がんのような全身病であれば、第3章で述べたような、がんの広がりによって引き起こされる痛みや呼吸困難、倦怠感などの身体的苦痛のみならず、衰弱し、誰かの力を借りなければ移動や排泄もできなくなるという日常生活上の身体的苦痛も生じてくる。

いずれにせよ、人間は身体を持っているから、身体的苦痛が生じるのである。

同様に、世の中には、社会があり、我々人間はその社会の中で、さまざまな人々や出来事にかかわりながら生きている。それゆえに、そのような中で発生した社会的問題に起因した苦痛が生じるのは当然のことだ。つまり、社会的苦痛は社会があるから生じるのだといえる。

上記のような、身体的苦痛や社会的苦痛に直面するような状況では、心理的苦痛が生じることもまた当然のことである。

では、なぜ、そのような状況では心理的苦痛が生じるのかと言えば、それは、もちろん人間には心理があるからである。そう考えると、スピリチュアルペインと言われているものにも、それを生じさせるものがあるはずである。

そして、身体的、社会的、心理的という形容詞に対応する、身体、社会、心理という名詞が示すものが、それぞれの苦痛を生じさせる「おおもと」になっていることを考えれば、スピリチュアルペインといわれている状態を生じさせるものは、その形容詞スピリチュアルに対応する名詞スピリチュアリティと考えてもいいだろう。

すなわち、人間にはスピリチュアリティなるものがあるから、スピリチュアルペインと表現される状態が生じるのである、といえるのではないだろうか。

さて、そうなってくると当然「スピリチュアルペインを生じさせるスピリチュアリティとは何か」となってくる。

ここからは、スピリチュアリティとは何かを探る旅になる。が、これは、そもそも「人間とは何であるのか」という、人間の本質を探る旅にもなる。ご一緒に思索を深めていただきたい。

自己とは何か

先ほど私は、スピリチュアルペインといわれている状況から、「スピリチュアルペインとは、その状況における、自己のありようが肯定できない状態から生じる苦痛」と定義した。

では、その中の「自己のありよう」の「自己」とは何だろう。あらためて、「自己」について考えてみたい。R・D・レインはその著書『自己と他者』の中で、「〈アイデンティティ〉にはすべて、他者が必要である。誰か他者との関係において、また、関係を通して、自己というアイデンティティは現実化される」と言っている。

すなわち、「自己は他者との関係がなければ存在しない」とも、いえるのである。

極端なたとえだが、もし地球上に、人間がたった一人しか存在しなかったら、その人間は、自分が人間であるという認識も、自己という認識を持つことも困難だろう。

つまり「すべての人は生まれてから死ぬまで他者との関係性の中で生きており、その他者との関係性の中で自己を認識している」のである。

となると、私が「スピリチュアルペインとは、その状況における、自己のありようが肯定できない状態から生じる苦痛」とした定義の中の「自己のありようが肯定できない状態」とは「自己と他者との関係性のありようが肯定できない状態」といい換えることができることになる。

つまり、スピリチュアルペインは、すべて、その状況における他者との関係性に起因するのである。

例えば、この章の冒頭で書いた衰弱がもたらした排泄の問題や、もう残された時間が少ないとか、大切な人々との別れが近いという状況などは、スピリチュアルペインを引き起こすきっかけにはなるが、スピリチュアルペインの本質ではない。

そのような状況における他者との関係性こそが、スピリチュアルペインの本質なのである。

他者とは何か

それでは、自己の存在に欠かせない「他者」と何だろう。私は次のように考えた。

「他者とは、誕生から現在にいたるまでに関係した、あるいは関係している、さらには関係するかも知れない人々（家族、友人、恋人、知人、故人、教師、宗教者、尊敬する人、ケアスタッフなど）や、その時点でのその人を形成している人々以外の存在（神仏、宗教、信仰、自然、哲学、思想、音楽・文学・美術などの芸術、大切な人の形見、ペット、心地よい居場所、死後の世界など）である」

つまり、他者とは、人間のみならず、その人の今を形成している諸々の存在も含むと考えたのだ。

例えば乳児は、母親との関係を通して、子供は、親、兄弟、友だち、教師などとの関係を通して、信者は、その信じる宗教や神との関係を通して、音楽家であれば、音楽との関係を通して、その状況における、自己のありようを作り上げている。

また、自己のありようを形成している他者は、その時点で、その人に必要な数だけ存在し、多くの場合、年齢と共に増加する。

しかしながら、その状況が、自己にとって、肯定できている状態なのか、そうではない状態なのかは、その時の上記の他者との関係性のありように依拠することになる。

真に拠り所となる他者の出現

スピリチュアルペインと言われている状況にある人は、それまでの自己と他者との関係性では、その状況における自己のありようが肯定できていないのである。

とすれば、その絶望的なほどに苦しい状況の中でも、何とか自己のありようを肯定するためには、当然、それまでの他者との関係性を見直さざるを得なくなるだろう。見直すことができなければ、スピリチュアルペインといわれる状況はそのまま続くことになるからであり、その状況のままでは、苦しくて、生き続けることができなくなるからである。

それゆえに、自己と他者のありようを肯定しながら生き続けるためには、どうしても「そのスピリチュアルペインといわれるような状況でも、自己のありようを肯定できるような他者、すなわち真に拠り所となる他者を求める」ことになる。

例えば、真に拠り所となる他者として、宗教に拠り所を求める人もいるだろう。またさまざまな書物に拠り所を求めようとするかもしれない。あるいは、今までの身近な人々との関係を問い直し、自分にとって真に拠り所となる人を見出そうとするかもしれないし、さらには新たな人との出会いの中に拠り所を求めるかもしれない。

しかしながら、自己のありようを肯定できない程に苦しい状況にいる人にとって、上記のようなプロセスを自力で辿ることは大変なことだろう。そして、真に拠り所となる他者を見出すことができなければ、その状況における自己のありようが肯定できない状態、すなわちスピリチュアルペインは続いてしまうことになる。行き詰った結果として自死を選んでしまう人がいるかもしれない。だからこそ、支援が必要なのである。

いずれにせよ、真に拠り所となる他者が出現すれば、その他者との関係性を通して、その人は、どのような状況でも、自己のありようを肯定することが可能になり得るのである。とすれば、「スピリチュアルペインとは、その状況における自己のありようが肯定できない状態から生じる苦痛」とした定義は、以下のように定義し直すことができるだろう。

「スピリチュアルペインとは、真に拠り所となる他者の不在によって生じる状態、すなわち、その状況における自己と他者との関係性のありようが肯定できないことによって生じる苦痛である」

人間存在の本質

さて、以上の流れを踏まえれば「スピリチュアルペインのない状態とは、真に拠り所となる他者がいて、その他者との関係性を通して、どのような状況でも自己のありようが肯定できている状態」といえることになる。

真に拠り所となる他者は、前述した他者の中から、その時々の状況次第で出現することになる。

ところで、ここで人間存在の本質について考えてみたい。

「人間とは、その誕生の時から、死にいたるまで、人間として生まれ、人間らしく生きて行くことを、可能な限り、肯定したい存在」なのではないだろうか。すなわち「人間には、この世にいる限り、この世にいることを肯定しようとする、人間としての特性がある」のではないのか。

もし、人間が人間らしく生きていくことを肯定しようとすることを、人間の特性として持っていなければ、「人類としての人間は、この世に存在し続ける意味もないし、存在し続けることもできない」のではないのかと、私は考えた。

改めてスピリチュアリティとは何か

この人間存在の本質を前提に、前述した二つの定義、「スピリチュアルペイン」と「スピリチュアルペインのない状態」をまとめれば、スピリチュアルペインを生じさせる源であるスピリチュアリティは「スピリチュアリティとは、どのような状況でも、自己のありようを肯定し、人間らしく生きようとする人間存在の本質的特性である。ただしその特性が発揮されるためには、真に拠り所となる他者が必要である」と定義できるのではないだろうか。

そうであれば「スピリチュアルペインとは、真に拠り所となる他者の不在の結果、スピリチュアリティが適切に、その特性を発揮できず、その状況における、自己と他者との関係性のありようが肯定できないことから生じる苦痛」と定義できるのである。

ここで、スピリチュアルペインとスピリチュアリティが、言葉としても、意味としてもつながり、スピリチュアルペインといわれてきた状況が、そう表現される根拠を持ったのである。

読者の皆さま、いかがだろうか。もはや、スピリチュアルペインとは、そういわれているからなどと、あいまいに表現しなくてもよくなったのだ。

さて、上述してきたことを整理すれば、「スピリチュアルケアとは、スピリチュアリティがその特性を発揮するために必要な、その人にとっての、真に拠り所となる他者を見出すことを支援すること、あるいは、支援者自身が、その人にとっての、真に拠り所となる他者として出現すること」と定義できる。

つまり「スピリチュアルケアのためには、真に拠り所となる他者が必要」になるのである。

〈真に拠り所となる他者とはいかなる存在か〉

「自己と他者」論の中で展開した私が考える他者を、繰り返しになるがもう一度述べてみよう。

「他者とは、誕生から現在にいたるまでに関係した、あるいは関係している、さらには関係するかも知れない人々（家族、友人、恋人、知人、故人、教師、宗教者、尊敬する人、ケアスタッフなど）や、その時点でのその人を形成している人々以外の存在（神仏、宗教、信仰、自然、哲学、思想、音楽・

文学・美術などの芸術、大切な人の形見、ペット、心地よい居場所、死後の世界など）である」

つまり、他者とは、人間のみならず、その人と関わりを持ち、その人の今を形成している存在も含むと考えた訳である。

〈神仏や宗教は真に拠り所となる他者になり得る〉

とすれば、神仏や、それらを核とする宗教、およびその宗教を司る宗教者は、それらを信じる人々にとっては、真に拠り所となる他者になり得るであろう。そして、どのような状況でも、その信仰に基づき、自己のありようを肯定できるようになり得るだろう。

〈宗教や信仰を持っていない場合はどうなるのか〉

しかしながら、特定の宗教や信仰を持っていない場合、真に拠り所となる他者とは、どのような存在なのだろう。

ここに、一つヒントがある。それは、佐藤泰子の『苦しみと緩和の臨床人間学』の中にある「苦しみと緩和の構造」シェーマZという図である（【図6】）。

シェーマZとは、この図がZの形をしていることから付けられた名称であるが、この図の中の右上に「苦しい事柄」がある。左上には「こうあってほしい理想的状況」がある。まず、誰でも「苦しい事柄」に対しては「NO」と評価するだろう。

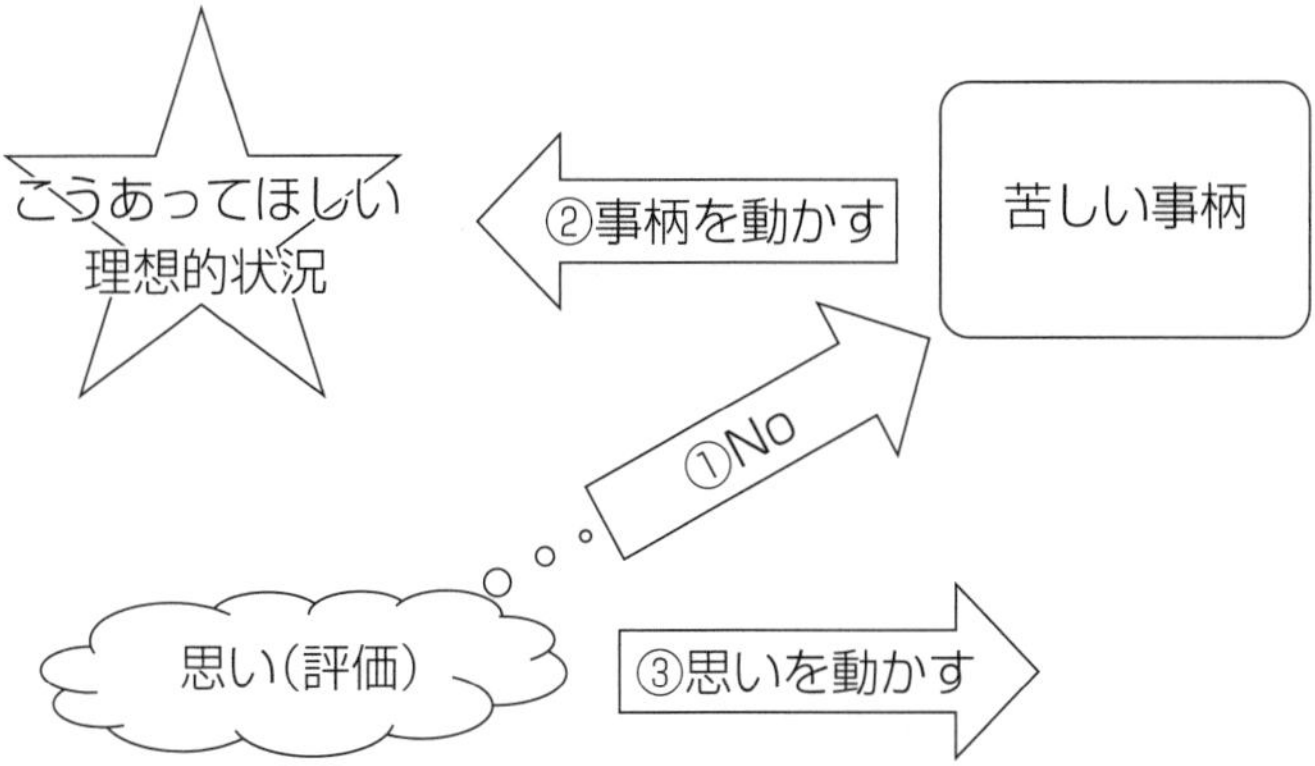

【図 6】「苦しみと緩和の構造」シェーマ Z。この図が Z の形をしていることから付けられた名称である。佐藤泰子『苦しみと緩和の臨床人間学』（晃洋書房、2011 年）の図を改変。

この「ＮＯ」を変えるためには、どうすればいいのか。例えば「苦しい事柄」が「がん」だったとする。「こうあってほしい理想的状況」とは「がんが治り、通常の生活に戻ること」だ。

つまり、この場面では「がん」と診断を受けて、苦しい思いをしても、がんが治るような治療を受けて、「がんを治すこと」ができれば、その「苦しい事柄」は解決できることになる。

だが、もしこの「がん」が治癒困難な「終末期のがん」だったらどうだろう。「こうあってほしい理想的状況」をいくら願っても、状況は悪化し続けていく。変えることができないばかりか、時間の経過とともに悪化し続ける現実の中で、「こうあってほしい理想的状況」を求め続けても、そのギャップは時間と共にますます大きくなることになる。結果、その苦しみは増すばかりである。

そして、佐藤は「現実を変えられないのであれば、その現実に対する『NO』という、その思いを動かすしかない。つまり、その現実との向き合い方を変えざるを得ない。なぜなら向き合い方を変えなければ、苦しくて生きられないからだ」（同書）という。

私も、多くの患者さんの最終章に同行しながら、辛くても、まず現実を受け入れるところから、次なる道が始まるのだと、考えている。

〈スピリチュアリティが働き始める〉

今までの思索を踏まえれば、佐藤が提示した「変えることのできない現実で苦悩する状況」は「その状況における、自己と他者の関係性のありようが肯定できていない状況」であり、すなわち、スピリチュアルペインそのものである。

そしてここは「この状況でも、自己と他者の関係性のありようを肯定しよう」とスピリチュアリティが働き始める場面でもある。だが、スピリチュアリティが適切にその特性を発揮するためには、真に拠り所となる他者が必要であることは、先述した通りである。

すなわち、「我々は、変えることのできない現実と向き合いながら、真に拠り所となる他者を求め、その他者との関係を通して『思いを動かし』、その現実との向き合い方を変え、その状況における、自己のありようを肯定し、人間らしく、自分らしく生きようとする」のである。

〈思いを動かすために、語りつくす〉

ところで、佐藤は先述した、その著書の中で「『思いを動かす』ためには、苦しい思いを語り尽くすこと、その語り尽くす過程で、自己の思いが明確になり、苦しい事柄の意味の変更が始まり、新しい意味に出会う」（同書64ページ、著者要約）と言っている。

そして「語り尽くすためには、自分の意見やアドバイスなしに、ひたすら、その語りを聞き、理解してくれる聴き手が必要なのだ」と言い、「『聴く』は、あくまで、苦しみを『語る』人に寄り添い、苦しい当事者が自らの力で解決に向かうためのお手伝いをすることなのだ」とも言っている。（同書、要約）

〈傾聴してくれる人は真に拠り所となる他者になり得る〉

つまり、「苦しみを語る『話し手』は、傾聴してくれる『聴き手』に、その苦しい思いを語り尽くす過程で、自己の思いが明確になり、苦しい事柄の意味の変更が始まり、新しい意味に出会う」ということになる。新しい意味に出会うとは、その状況における自己のありようを肯定し得る意味、すなわち「真に拠り所となる他者」に出会うということだろう。

ここでは「聴き手」が「話し手」にとって「真に拠り所となる他者」を見出すきっかけになっていることが分かる。同時に、「聴き手」自身が「話し手」にとっての「真に拠り所となる他者」として出現していることも分かる。

つまり、絶対的な神や揺らぐことのない信仰を拠り所にしていない人々にとって、「その苦しみを、共感しながら、ひたすら傾聴してくれる『聴き手』の存在」は、「真に拠り所となる他者」を見出すきっかけにもなり得るし、あるいは、その「聴き手」自身が「真に拠り所となる他者」として出現することもあり得る、ということなのである。

人生の困難は、病気や障害などの身体的な問題からも、家族関係や失業や借金などの社会的な問題からも引き起こされる。それらの具体的問題には解決困難な問題も多々あるが、それらがなおざりにされたままでは、傾聴の意味は薄れてしまう。

つまり、真に拠り所となる他者とは、具体的な困難に直面している方々の具体的な課題にも可能な限り対処してくれる存在であること。かつ、変えることができなかったとしても、その変えることのできない苦しい現実にいるその人の思いに共感しながら、ひたすら傾聴してくれる存在ということになる。そして、そのような真に拠り所となる他者は、その人が置かれている状況によって、必要な数だけ存在することになる。

例えば、緩和ケアの観点からいえば、多職種によるチームは、それぞれが専門性を発揮しつつ、傾聴できる存在であることが求められる。

結果として、それぞれが真に拠り所となる他者として出現することも、またチームそのものが、真に拠り所となる他者として出現することも、あり得るのである。

鏡のようになる

真に拠り所となる人は、その人を苦しめている具体的な問題に対して、具体的に対処しつつ、傾聴できる人であるとした。だが、その傾聴は、ただ、相手の話に耳を傾けるだけでよいのだろうか。傾聴について、少し論を進めてみよう。

筑波大学で行動心理学を教えていた宗像恒次《むなかたつねつぐ》は『死の臨床とコミュニケーション』の中でこう書いている。

「カウンセリングは相手の、自らの隠れた気持ちや欲求に気づくことを支援するものである。そのためには、鏡のようになって、その人自身の言ったことのうち、気持ちがこもっていたと思われるところを、共感をもって、繰り返す技術が重要になる。これをミラーリングという」（一部、著者改変）。

さらに、そのミラーリング効果は次のように現れると述べている。

「相手が言った、気持ちがこもっていた表現について『こういうことなのですね』と応えたときに、それが相手の気持ちと一致していれば、相手は安心する。さらに、自分の隠れた気持ちや欲求に気づいてくる」（同書、一部改変）。

相手の、気持ちのこもった言葉を、共感を持って確認するために繰り返すのであるから、相手の気持ちと一致していないはずがない。

さらにいえば、共感を持って繰り返された言葉は、相手に受け止めてもらえた言葉であり、すなわち承認された言葉として、話し手に返るのだ。話し手は、安心して、次の思いを語ることができるようになる。そして、自分ですら気づかなかった、潜在的な気持ちや、欲求に気づいてくる、というのだ。

ここでは、聴き手は、話し手にとっては「真に拠り所となる他者」として出現する。そして、話し手は、真に拠り所となった聴き手である他者との関係性を通して、その状況における、自己のありようを肯定しようとするのである。

上記に対し、相手が言ったことを繰り返すのだから、要するに「オウム返し」だという人もいるが、「オウム返し」とは機械的な反復のことだ。

状況を考えていただきたい。相手は、自分のことが分かってもらえれば、後述する宗像の言葉のように、自分の命さえ惜しくない、と思うほどの苦境にいるのである。そのような状況にいる人の、命を絞り出すように紡ぎだした言葉を繰り返すのは、まぎれもなく、痛いほどの共感を持ちながら、私はあなたの言葉を、そのまま受け止めました、間違いないでしょうか、という真剣勝負としてのメッセージなのだ。けっして機械的な「オウム返し」などではないことが分かるだろう。

沈黙の意味

ところで、重い会話の場面では、時に沈黙がはじまることがある。話し手が、それ以上会話を続けることが辛くなってしまう場合や、次の言葉を探しあぐねている場合もあるだろう。しかし、沈黙は、気まずい時間でもあり、聴き手の方から沈黙を破ってしまうことも稀ではない。

だが、この会話の場面での主体は話し手なのである。その沈黙は話し手が、それまでの会話を反芻し、さらなる自分の思いを深めている時間でもある。

宗像は沈黙について、「沈黙とは相手に話す機会を与えることであり、安心した発言と、話す意欲の増大、さらに自らの発言による新たな気付きを高める」(同書、一部改変)と言っている。話し手が次の言葉を出すまで待つことによって、話し手は自分が尊重されていることを感じる。そのことによって相手は、聴き手を真の拠り所として信頼するかもしれない。

宗像は、沈黙が始まった時、相手がその想いを語り始めるまで待つことは、結果的にミラーリング効果を高めることにもなるのだ、とも言う。

さらに宗像は同書の中で、「悩みを訴えてくる人というのは、自分の気持ちを分かってもらうためには、命さえ惜しくないほどの、強いエネルギーを持っている。自分の気持ちを分かってもらえたならば、次に自動的に自分は何をすればいいのだろうと内省するようになる。そして、自己決定にいたる」(同書、一部改変)と言っている。

また、佐藤泰子は先に紹介した著書の中で、次のようにも言っていた。「思いを動かすためには、苦しい思いを語り尽くすこと、その語り尽くす過程で、自己の思いが明確になり、苦しい事柄の意味の変更が始まり、新しい意味に出会う」。

上記の宗像と佐藤の言葉を踏まえれば「変えることのできない現実の中で、自分の苦しい胸の内を語りつくす人の思いを、心からの共感を持って傾聴する人がいれば、その人は、傾聴する人との関係性を通して、思いを動かし、真に拠り所となる他者を見出せるかもしれない。あるいは、傾聴者自身を真に拠り所となる他者と捉え、その状況における自己のありようを肯定できるようになるかもしれない。そして、次に、何をすればいいのだろうと内省し、自己決定にいたる」とまとめることが、できるだろう。

自己決定するまでのプロセスは、その人自身の心の中で起きる出来事である。

聴き手とのやり取りを、反芻し、内省し、自己決定にいたるまでには、紆余曲折があるかもしれない。何度も、何度も、同じような話の繰り返しが必要かもしれない。

しかしながら、とことん傾聴しようという思いがあっても、臨床現場などでは時間は限られている。同じ話の繰り返しになるような状況では、それまでの会話を「あなたの今のお考えは、こういうことで、間違いないでしょうか」と、一旦整理確認する必要がある。そして「間違いありません。その通りです」という答えがあったならば「もし、そうであれば、そのことに対して、あなたは、今後どのようにしたいとお考えですか」などと具体的に問いかけることが可能になり、話の展望が開けてくる。その問いかけによって、それまでのミラーリングや沈黙を通して内省を深め、少しずつ自分の思いが明確になってきている話し手は、しばしの沈黙の後に「私は、こうしたいと思います」のように、自分の考えを具体化し、自分らしく生きるための自己決定をしてくることも稀ではないのだ。そのうえで、我々は、本人が自己決定したことを、まさに肯定的に支援し、その実現を共に目指すことになる。

以上を通していえることは、理論に基づいた適切な傾聴によって、聴き手が、話し手にとって真に拠り所となる他者として出現すれば、それはスピリチュアリティの働きを支援するスピリチュアルケアそのものになり得る、ということなのである。

いずれにせよ、我々は、スピリチュアリティの特性を知ったのだ。相手の力を信じ、少しでも相手にとって真の拠り所になれる自分でありたいではないか。

傾聴困難な場面では

傾聴、傾聴と言ってきたが、具体的に傾聴できない状況もある。70代の男性Oさんについてお伝えしてみよう。

肺がんの患者さんだった。化学療法を受けていたが、病勢は強く、がんは脳に転移してしまった。もはやこれまでと、残りの時間を家で過ごすことになり、在宅療養が始まった。

退院してきたOさんは、住み慣れた家で、大切な家族、可愛がっていた犬と猫に囲まれた。ほっとしたに違いない。

だがOさんは、幾つもの問題に直面していた。脳転移により、両方の耳は全く聞こえなかったのだ。そのうえ、左目も完全に失明していた。かろうじて右目の視力は保たれていたが、視野はかなり狭くなっており、見える範囲も限られていた。コミュニケーション手段は、マグネット式の文字盤による筆談だった。

声は出せたので、文字盤を鼻先まで持ってきて、我々が書いた質問を読み取り、大きな声で応えてくれた。Oさんの質問には、我々が文字盤で答える、というコミュニケーションだった。

病状は認識していたので、我々としては、最大限苦痛を緩和し、家で過ごせるようにお手伝いしていくことを約束した。

だが、在宅療養開始後間もなく、かろうじて見えていた右の目も完全に見えなくなった。つまり、我々がOさんに伝えるコミュニケーション手段は、手のひらに、ゆっくりと、平仮名を書くことしかできなくなったのだ。

Oさんは、なんとか読み取ろうとしたが、その頃、衰弱も進み、集中力を保つことは難しかった。しばらく手のひら書きを試みたが、すぐに疲れ「もう、いいです」というのだった。

声は出せたので、身体的苦痛の訴えには、対処できたが、そこまでだった。どうにもできないことではあったが、私は、訪問診療の帰り道、いつも、無力を感じるようになっていた。

ある日の訪問時、奥さんが「先日、先生が帰った後、私は主人のベッドに乗り、主人の全身を、マッサージしてあげたんです。そうしたら、主人が……、『気持ちよかった。こんなに安らいだ日は久しぶりだ』と言ってくれたんです」と、涙ぐみながら、教えてくれた。私はそれを聴き、胸が熱くなるのを感じながら、「これなんだよ」と、思った。

奥さんは、万感の思いを込めて、丁寧に、マッサージしたに違いない。Oさんは、全身を通して、直接的なマッサージによる気持ちよさだけではなく、奥さんのOさんに対する、切ないまでの愛のメッセージを丸ごと受けとめたのだ。そして「こんなに安らいだ日は久しぶりだ」と話されたのだ。

目も見えず、耳も聞こえないOさんではあったが、自分の心身を、心から抱きとめてくれる奥さんの全身全霊をかけた傾聴に、まさに真の拠り所を感じたのだ。

私は、思った。究極の真の拠り所は「無条件の愛」なんだと。

以上が、私が辿り着いたスピリチュアルペインとその源になるスピリチュアリティ、およびそれらに基づいたスピリチュアルケアの考え方である。

スピリチュアルペインは、病気の有無にかかわらず、また死に直面しているかどうかにかかわらず、この世に誕生し、他者と関わりを持ち始めたときから、いつでも生じ得るのである。

つまりそれは、子育ての場面でも、教育の現場でも、医療や介護の現場でも、家庭生活でも、一般職場でも、あるいは信仰や芸術も含め、人と他者がかかわりを持つ、すべての場面で生じ得る、ということである。

そして、そのケアのありようは、人間の特性であるスピリチュアリティを前提に考えれば、どの場面でも、同じなのである。

安楽死について

以上のような観点から安楽死について考えてみたい。安楽死を望む人は、その人が置かれている状況の中の、自己のありようが肯定できないから、もう終わりにしたい、それも、今すぐに終わりにしたいと考えているのである。

つまり、その状況にいる自己と他者との関係性のありようが肯定できていないから、そう望むのである。とすれば、安楽死を望む人は、まさに、スピリチュアルペインのただ中にいることになる。追い詰められてしまった思いを解きほぐすことは、容易なことではない。解決できるかどうかも定かではない。

だが、人間の持つスピリチュアリティの特性を信じ、その人が直面している具体的な困難の軽減に努めつつ、その人の苦悩に耳を傾けること、そして、その人にとって、真に拠り所となる他者とは何かを求め、共に歩んでいくことが、我々にできることなのではないだろうか。

第10章　死にいくことの疑似体験

以上、尊厳ある生と死のための、考え方や取り組みや今後のあり方などについて、エピソードを交えながら、縷々述べてきた。

ここからは、少し視点を変えてみたい。これから展開する話もまた、いずれ必ず死に直面する読者の皆さまの、お役に立つかもしれない。

死の体験授業

２００９年４月から、２０１３年３月までの４年間、私はふとしたご縁で、武蔵野美術大学で特任教授として教鞭をとったことがある。月曜日の午後１単位（90分）と木曜日（私のクリニックの休診日）の午前２単位（90分×２コマ）の授業を持っていた。

教授就任の打診があった時、なぜ私が美術大学の教授？　と思わず耳を疑った。打診してくれたのは、当時同大学で民俗学の教授をしていた相沢韶男《つぐお》先生だった。相沢先生は私の最初の著書

『病院で死ぬということ』を、既に読まれており、また、ケアタウン小平での仕事ぶりもご存じだった。

相沢先生から、こうお願いされた。

「今時の学生は健康に関して、あまり注意を払わない。学生たちが、もう少し、健康や命を大切にするようになる授業を行ってもらえないだろうか」

私は、自分が取り組んできた人生の最終章を生きる人々との体験をベースにした授業ならできると思うが、それでもいいのかと確認すると、先生はそれでけっこうと応えてくれた。

私は、医学部や看護学部、あるいは看護学校などの医療者の卵ではない一般の学生に、何ができるのか不安でもあった。

だが、死にまつわる問題は、すべての人の共通課題であり、また、さまざまな困難の中で人生を終えていく方々から教えてもらったことを、私なりに、若者に伝えていくことは、新たな使命かもしれないと考え、特任教授を引き受けることにしたのだ。

授業は、若い人にはいささか刺激が強かったかもしれない。その授業の一部、および期末レポートの課題を紹介してみよう。

死とは、大切な人や物、活動との別れのプロセス

これからご紹介するプログラムは岩井美詠子さんの「体験型『生と死』の研修の勧め」(「ター

ミナルケア」誌 Vol. 14. No. 3. 194-197, 2004）の中の「死の体験旅行」（商標登録済み）を参考にしたものである。これは、アメリカの多くのホスピスでスタッフの研修に使われているといわれている。私は、それを、学生向けに改変して実施してみたが、ここでは読者である皆さまにもご参加いただきたい。

まずA4の用紙をご用意いただきたい。その紙を4分割するように線を引き、その4分割されたところに、自分にとって大切な人を5人（親、兄弟、子供、恋人など）、大切な物を五つ（形見の時計、パソコン、車、ピアノ、携帯電話など）、さらに大切な自然を五つ（山、川、空、海、森など）、最後に大切な活動（ボランティア、英会話、テニス、趣味など）を五つ書き出してほしい。

あなたにとって、大切と思われる人やものが全部で20、目の前にリストアップされたことになる。そのうえで、あなたには、体調不良を感じたと仮定して、病院で診察を受けていただくことにする。そして、その結果がんと診断され、治療を受けたが、残念ながら再発して、末期状態になり、やがて亡くなっていく、というストーリーの主人公になっていただくのだ。

人生にとって最も大切な存在が浮かび上がってくる

静かなBGMが流れている。あなたが体験する上記ストーリーが、ゆっくりと朗読される。そう、これは、あなたの物語。あなたには、場面が転換する度に、例えば体調不良を感じ始めた時点で、リストアップした大切な存在から、朗読の中の指示に従い、一つないし二つを選び「今までありがとう」と心の底から感謝しつつ、消去していく。

このプログラムを授業に取り入れている関西学院大学の藤井美和先生の授業の様子をテレビ番組で拝見したことがあるが、その時は大切な存在を書いた20枚のメモを、一つずつ丸めて、捨てていた。ストーリーが進むにつれ、目の前から、確実に大切な存在が、消えていく手法だった。それは、若い学生にはあまりにもインパクトが強すぎると感じた私は、書き出した大切な存在に線を引き消去してもらう方法をとった。どれ一つとっても、自分にとって大切な存在である。何から消去するか、まずそこで悩むことになる。が、どれかを選んで消去しなければならないのだ。

そのようにして、がんと診断された時、治療が終了した時、再発した時、自分が死を予感した時と、大切な存在を消去し続けることになる。

そして、臨終間際には、どうしても消去しきれなかった大切な存在が一つ残るようにプログラムされている。その最後まで残った、あなたにとって最も大切な存在に対しても「今まで本当にありがとう」と言って、消去してもらう。そして、最後の一息後、あなたは亡くなるのである。

だが私は、この授業の2年目からは最後に残った大切な存在を消去することは避けるようにした。仮定の話にしても、それは、学生たちには、あまりにも重すぎると考えたからだ。自分にとって、最も大切な存在が何か分かれば十分だと考えたのだ。

いずれにせよ、死は自分にとって大切だと思っていた存在との別れのプロセスであることを否応なく実感することになる。辛い、疑似体験である。

授業の中では、途中ですすり泣く学生もいた。最後までできない学生も、少なからずいた。私は、辛くなったら、途中で止めてもいいことを伝えていた。

だが、この疑似体験によって、自分にとって、何がもっとも大切な存在なのかを、否応なく認識せざるを得なくなるのだ。この疑似体験を途中で止めた学生の中には、大切な人をどうしても消去することができなかった人が多かった。

最後までやり遂げたほとんどの学生にとって、最後まで残った大切な存在は、物でも、活動でも、自然でもなく、人であった。

ほとんどが、といったのは、学生の一人が最後まで残ったものはパソコンだったと教えてくれたからであった。パソコンには、自分のすべてが入っているからと応えてくれた。

辛い死の疑似体験ではあるが、それは、その時のあなたにとって、最も大切で、愛おしくて、守るべき存在を浮かび上がらせてくれることになる。

別れの手紙を書く

この死の疑似体験は前期授業の最後に行っていたが、それと繋がるように、前期の期末課題として「別れの手紙」を書いてもらうことにしていた（この別れの手紙は僧侶である中野東禅さんの著書『生と死を学ぶ教室「別れの手紙」』を参考にした）。

これは、

①「あなたは、余命3カ月と宣告されました。あなたが、もっとも大切だと思う人に宛てて、800字以内で別れの手紙を書きなさい」

②「別れの手紙を書いた後、どのような気持ちになったかを、600字以内で書きなさい」

というものだった。

これは、期末テストの代わりであったため、私の授業を受け、単位を取得したいと考えているすべての学生に必須のものであった。

この期末課題も、学生たちにはさまざまな波紋を残したようだった。特に②の別れの手紙を書いた後、どのような気持ちになったかという問いに対する答えの中で分かったことは、「死の疑似体験」でもそうだったが、もっとも大切な人は誰かで、つまずく学生も多かったということだった。両親、兄弟姉妹、恋人、友人、みんな大切な人たちである。もっとも大切な人を一人選ぶことなんて簡単にできるはずがない。

結果、両親宛てだったり、兄弟姉妹宛てだったりした。選ぶことができずに、ペット宛てに手紙を書いた学生もいた。こんな課題を出してむごいという感想もあった。皆もっともだと思う。それでも、これは仮想現実の話なのだという認識で、多くの学生は、とりあえずもっとも大切な人に別れの手紙を書いてくれた。

手紙の中では、すべての学生が、20年そこそこの人生を振り返ることから始まった。そして、一番多かったもっとも大切な人は、母であった。

また、その多くは、改めて今の自分が、学生でいられることは母や父のおかげであったことに気づくのである。そして、喧嘩をしたり、反発したりしていた今までの自分を反省し、謝罪し、感謝するのであった。さらには、先立つ不孝を謝り、残される人々の幸せを願う手紙も多かった。

これから、すぐに田舎の母に電話しようと思ったとか、夏休みになったら、早速実家に帰りたくなった、などの感想もあった。

課題だからと、いやいや書き始めたが、書いているうちに、だんだんリアリティが出てきて、涙が止まらなかったという学生も少なからずいた。

だが、多くは、仮想現実であることに立ち返り、それでもあり得る現実であることにも気づき、だからこそ、今生きているこの時間を大切にしようと思ったとか、その時感じた感謝の気持ちなどは、その都度伝えたいと思うようになった、などと述べているのである。

別れの手紙は、それが仮想現実であったとしても、過去を振り返り、今を見つめ、今を大切に生きることが、悔いない未来に繋がることを実感してもらえたようである。

読者の皆さまも、一度、あなたにとって大切な人に、学生たちと同じ条件で「別れの手紙」を書いてみてはいかがだろうか。

私にとっての身近な死

私にとっての身近な存在の死は、義父母と、両親の死である。同居していた義父母は私の自宅で看取ることができた。田舎（福島県郡山市）に住んでいた両親は共に、自宅で亡くなったが、ここでは、母について少し書き述べてみたい。

一般病院での終末期医療のさまざまな課題と、その課題に対する取り組みと、そしてホスピスこそが、あるべき解決であるとした初めての著書『病院で死ぬということ』を書きあげる少し前の頃、たしか1990年6月下旬だった。田舎の母から、困ったような声で、検診で肺に異常があると言われたとの電話があった。

私は仕事を調整し、既に70半ばであった母に付き添い、精密検査を受けるために、福島県郡山市にある総合病院を受診した。病院に向かう道すがら、私は母に、がんの可能性があること、がんだった場合、きちんと知りたいかどうかたずねた。母は「自分の体のことだからきちんと知りたい」と応え、「では、そうするね」と、私は言った。

気管支鏡で組織を採取した担当医には、私が医者であることを自己紹介し、「母はがんであったとしても、きちんと知りたいと言っています。結果が出たら、そのようにお願いします」と、伝えた。担当医は了解してくれた。

それから、1週間ほど経過した頃だった。担当医から、私の職場に直接電話が入った。「お母さんのことですが、組織検査の結果は、やはりがんでした」。結果は直接母に話してもらってもいいと伝えてはいたが、気を使ってくれたのだろう。私は報告に感謝するとともに、あらためて担当医に「母が結果を聞きに受診した際には、率直にお伝えください」とお願いした。

すぐに、田舎の母に電話し「お母さん、担当の先生から連絡が入った。やはりがんだったようだよ。結果を聞きに行ったときに、お母さんに、ちゃんと説明するように頼んでおいたからね」と伝えた。

母はため息をつきながら「仕方ないね。よろしく頼むね」と言った。「できる限りのことはやってみよう」と私は応えた。

幸い早期の肺がんだった母は、私の母校である千葉大学病院で肺の切除術を受けた。術後経過も良く、数日で個室から大部屋に戻ることができた。

同じ頃『病院で死ぬということ』の初校ゲラができ上がってきた。私は、自分にとって初めての本ということもあり、母も喜んでくれるだろうと、入院中の母にゲラを見せた。母はゲラ原稿の表紙を見て「でも、これは病院では読みにくい本だね」と言って笑った。

後日、退院してきた母に、再発したらどうしたいかをたずねた。母は「もう、手術はしたくない。その時は、お前が本に書いていた『ホスピス』とやらに入りたい」と言った。この母の言葉も、ホスピスで仕事をしようと考えていた私の背中を押してくれた。

1990年11月、私の初めての本が出版された。結果、実に多くの人々にお読みいただいた。

さて、その後の母であるが、がんの再発はなく、順調に年を重ね、90歳で亡くなった。だが、亡くなる数年前から、母は認知症になっていた。

母は私の田舎である郡山市で兄家族と同居していたが、仕事のこともあり、私は年1、2度しか会えなかった。会うたびに必ず、「食欲もあるし、便秘もしてないし、元気だから心配ないよ」と言い、そして、既に亡くなっている父の話など昔話をするのが常だった。

だが、亡くなる1年前には、私のことも、すぐには息子であると認識することも難しい状態になっていた。私が「お母さん、久しぶり。お母さんに会いに来ました。あなたの息子ですよ」と言うと、母は「大きくなったね」と言って、頭をなでてくれた。

そんな母ではあったが、短い会話は成立していたので、兄たち同席の場で、一緒にお茶を飲みながら「ところで、お母さんももう年だし、これから先、体の具合が悪くなることがあるかもしれないでしょう。もしそうなったらどうしたい。病院に入院する?」とたずねてみた。その時母は、はっきりと、「病院には入院したくない。家がいい」と言った。

この母の言葉を根拠に、兄たちと話し合い、母の最期は、兄宅で看取ることにした。亡くなる数カ月前から、老衰のため、一日の多くを臥床して過ごすようになった母に対して、兄家族は献身的な介護をしてくれた。訪問診療と訪問看護にも入ってもらい在宅看取りの態勢は整った。

亡くなる1週間ほど前、兄から、母の衰弱がかなり進んでいるとの連絡を受け、急ぎ帰省した。布団に臥床し、以前にまして小さくなっていた母を一目見て、もう残された時間はあまりないことを確信した。

私はいつものように「お母さん、あなたの息子ですよ。お母さんに会いに来ましたよ」と声をかけた。それまで目を閉じていた母は目を開けて私の方を見たが、いつものような「大きくなったね」という返事はもうなかった。

私は胸の詰まる思いで、母に伝えるべき言葉を伝えた。「お母さん、私を産んでくれてありがとう」と。母はうなずきながら、枯れ木のようにやせ細った手で、私のほほを探るようになでてくれたのだ。そして、微笑んでくれた。私には、それで十分だった。

それから1週間後の早朝、仕事で遠方にいた私のもとに、兄から、母が眠るがごとく旅立ったとの連絡が入った。

私は、急性心不全で亡くなった父の死に目にも、母の死に目にも会えなかったことになる。父は急死だったので、やむを得なかったが、母の場合にも、その最期の場面には立ち会えない可能性は自分で了解していた。それでも、感謝の思いを母に直接伝えることができたので、今も、悔いは残っていない。

第11章　実情に即していない課題

さて、ここからは、今まで取り上げてこなかった現状における緩和ケアや医療の課題について、考えてみたい。やや専門的な話になるが、今後、改善すべき課題であるので、読者の皆さまと共有したい。

現状の地域包括ケアシステムで十全か

本書の第1章で、２０２５年問題と、それに対処する戦略としての地域包括ケアシステムについてお伝えした。

そして、慢性疾患や、認知症、老衰などをモデル疾患とした地域包括ケアシステムでは、短期集中的に専門的な緩和ケアを必要とすることの多い、終末期がん患者さんに対して適切な対応をすることは難しいのではないかと懸念していることを述べた。

そこで、私は地域包括ケアシステムに足らざるところを補う形で、そのシステムの中に、専門性を持った「地域在宅緩和ケアセンター」のようなものを組み込んでいくことが必要だろう、と考えている。

在宅緩和ケアの支援プログラムをがん診療連携拠点病院に設置する考えもあるが、すでに述べているように病院での緩和ケアの経験しかない関係者には、在宅のことを十分に理解し把握することは困難だろう。

生活の場に居てこそ見えるものがたくさんあるのである。地域の在宅緩和ケアセンターは、地域の中で、実際に在宅緩和ケアを担っているところにあるべきだと思う。そこで、あったらいいと思うセンター機能を図示してみたい。

センターの中心は、【図7】のように、24時間対応する在宅緩和ケア充実診療所（239ページ参照）、24時間対応する訪問看護ステーション、緩和ケア対応居宅介護支援事業所（ケアマネージャー事業所）、24時間対応する訪問介護ステーション等になる。

地域在宅緩和ケアセンターは、デイホスピス（主に終末期がん患者さんのケアに当たるデイサービス）の役割も果たすし、介護する家族の休息のためのショートステイ機能も持つ。一般の診療所の医師たちに対する、コンサルティングもできるだろう。そこは、医師にとっても看護師にとってもケアマネージャーにとっても、専門性の高い研修の場にもなるのである。

センターの役割としては、先述した「ケアタウン小平チーム」が取り組んでいるような遺族ケアもある。さらには、ボランティア活動の拠点にもなる。また、近隣の緩和ケア病棟、ホームホ

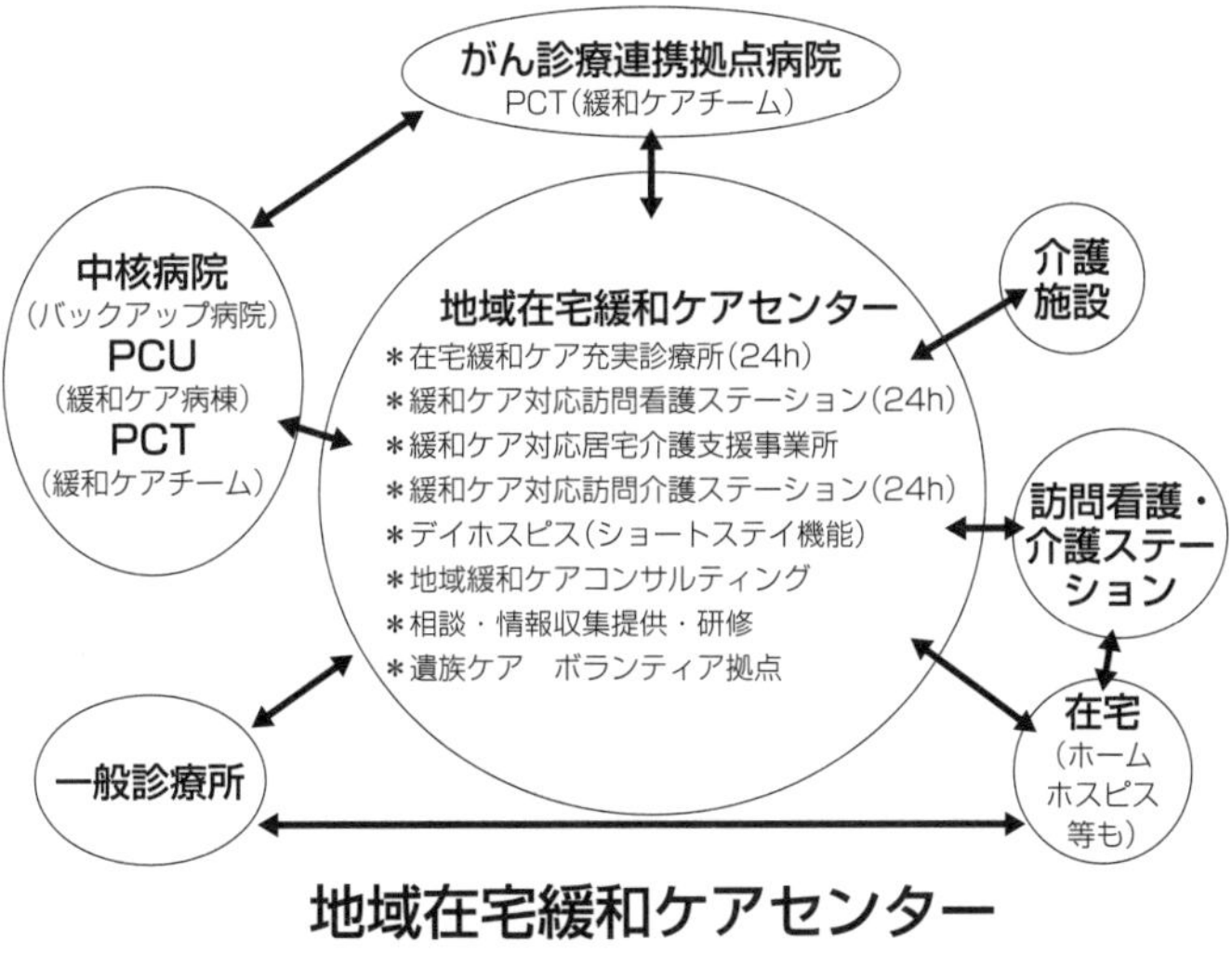

【図7】 理想とする地域在宅緩和ケアセンターの概念図。

スピス、病院、診療所、訪問看護ステーション、介護施設なども、随時連携していくことになる。

以上のように、現在取り組まれている地域包括ケアシステムの構築の中に、その限界を補う専門性を持った、地域在宅緩和ケアセンターが組み込まれてこそ、全方位性を持った本当の意味での地域包括ケアシステムになるだろうと私は考える。

緩和ケアチームの課題

医療保険制度に基づいて「緩和ケア」を標榜できるのは、一つは「緩和ケア病棟」、さらには、2016年4月より制度化された「在宅緩和ケア充実診療所」であり、もう一つが「緩和ケア診療加算」の基準を満たした「緩和ケアチーム」である。緩和ケアチームは、同じ病院のがん治療中の主治医から要請を受け、その患者さんの身体症状や精神症状を緩和する支援を行っている。

この緩和ケアチームは一定の要件が満たされていれば、その活動に対して、緩和ケア診療加算として診療報酬を請求できることになっている。その必要条件として、がん患者さんを診療するにあたって、身体診療専門の医師と、精神診療専門の医師の両者が常勤でいることが求められている。したがって、緩和ケアチームが患者さんに自己紹介する場合は「私は身体的苦痛専門の医者です」「私は精神的苦痛専門の医者です」のようになる。

しかし、緩和ケア病棟でも、在宅緩和ケアに取り組む診療所でも、精神科医が常勤で参加している所はまずない。にもかかわらず、遺族の満足度調査でもお示ししたように、緩和ケア病棟も、在宅緩和ケアも、遺族からは高い評価を得ているところが多い。

確かに、患者さんの中には重度の精神症状を来たす方もいる。それらに対処する精神科的知識は必要である。だが、それら対処法はある程度標準化されてきている。

それでも対処困難な事例があった時に、相談できる緩和ケアに理解のある精神科医の存在は重要であるが、緩和ケアチームの精神科医が常勤でなければならない理由が私にはよく分からない。

この常勤精神科医の存在を必要とするという、非現実的ともいえる緩和ケア診療加算の制度に対し、日本ホスピス緩和ケア協会は、何年も前から繰り返し、現場からの意見として、非常勤の精神科医でも可とするように厚労大臣あてに政策提言を行っている。だが、現在までのところ、その提言は実っていない。

そもそも心身一体の人間を、なぜ身体と精神に分けて対応するのだろう。緩和ケアチームの皆さんは、そのことに違和感を持たないのだろうか。私は身体と精神を分断せず一人で両方を視野に入れて診療のできる緩和ケア医の存在が重要だと考えている。

例えば、精神科医の常勤をチームの要件にするのであれば、その常勤の精神科医が身体的苦痛症状の緩和方法を学び、一人で両方に対応できれば、より合理的であり、本質的だろう。そして、それはけっして難しいことではないはずだ。

あるいは、精神科医以外の、内科や外科の医師が、精神的苦痛症状の対処法を学べば、その医師は身体的苦痛と精神的苦痛の両者に対応できる緩和ケアチームの医師として、活躍できるのだ。もちろん、その際には、より対応困難な精神症状の患者さんについて相談できる非常勤の精神科医がいれば十分だと思われる。

精神科医の常勤問題も含め、緩和ケアチームの構成要件の見直しを論議する必要があると考える所以である。

ところで、緩和ケアチームは、第2章で示したがん医療の課題を、どこまで知っているのだろうか。もし、そのことを知りながら、身体症状や精神症状の苦痛緩和にのみ専念しているとしたら、その緩和ケアチームは、表面的な苦痛の緩和に取り組むことによって、患者さんやその家族が主役になり得ていない、現在のがん治療の負の側面を覆い隠す補完役になっているのではないのか、という懸念すら生まれてくる。

緩和ケアチームは、苦痛緩和は勿論のこと、患者さんと家族が先述したようながん治療の限界を十分に理解・納得して治療を受けているのかどうか、などの相談支援も行う必要があるのだと思う。緩和ケアは、患者さん・家族を主役にした人生全体を支える全人的ケアだからである。

緩和ケア——その社会コストの課題

さて、ここで少し現実的なお金の話をしてみよう。もし、在宅療養が困難になり、緩和ケア病棟に入院した場合と、緩和ケアを受けながら最期まで在宅で過ごした場合の社会コストについて、比較検討してみたい。

緩和ケア病棟で、入院30日以内の場合、2017年現在、その入院費は1日4万9260円であり、30日分で約148万円になる。その後入院が30日を超えて60日になった場合は、やや減額されて、入院費は1日4万4000円であり、30日分で132万円になる。さらに60日を超えて入院を継続した場合には、1日当たり3万3000円に減額され30日当たり99万円になる。これは社会コストなので、多くの場合、患者さんの実際の支払額はこれよりずっと少ない。

在宅で、訪問診療と訪問看護を包括した「在宅がん医療総合診療料」を算定した場合、条件によって幾つか計算方法があるが、多くの場合、1日当たり1万6500円であり、30日では49万5000円となる。

これに、一番重度な「要介護５」の介護費用、約36万円を追加し、さらに薬剤費分を追加しても、その在宅療養費は、30日で恐らく最大でも約１００万円前後だろうと思われる（実際には第2章の「介護保険の落とし穴」で述べたように、終末期がん患者さんが、自力では何もできない「要介護５」と認定されることは、ほとんどないし、「要介護５」と認定されるような状態で30日以上存命することはまずないので、その意味でも、その療養費が１００万円を超えることは考えにくい。なお、在宅で亡くなった場合、上記に診療報酬として、ターミナルケア加算と看取り加算が合わせて9万円プラスされることになる）。

当初の30日の入院で比較した場合、社会コストとしてみれば、在宅療養にかかる費用を高く見積もっても在宅の方が約50万円ほどのコスト減となる。同じように2カ月間の入院であったとしても約30万円のコスト減になる。２カ月を超えて入院した場合に、初めて在宅療養における社会負担とほぼ同額になるのだ。いずれも、在宅療養の最大の社会コストを前提にしているので、実際の社会コストは、緩和ケア病棟入院に比べ、さらに少ないと考えられる。

現実的には、在宅療養を開始して約半数の患者さんが30日以内に死亡していることを考えると、社会経済的に見ても、在宅緩和ケアの推進が大切であることが分かる。

例えば、緩和ケア病棟入院より減らせる社会コスト分を、在宅における介護の充実にあてることができれば、さらに在宅療養はしやすくなるだろう。

なお個人負担は、それぞれが加入している医療保険により、以上述べた金額の1〜3割であるが、高額医療費軽減制度などを利用することもできる（高額医療費軽減制度とは、ひと月にかかった医療費の自己負担額が高額となった場合、一定の金額を超えた分が払い戻される制度）。また後期高齢者（原則75歳以上）であれば、多くの場合負担限度額は２０１７年８月より、月１万４０００円である。つまり連日医者が訪問しても月１万４０００円は超えないということである。

ところで、緩和ケア病棟と在宅緩和ケアにおける、医療費などの社会コストを分かりやすく比較するため「在宅がん医療総合診療料」を引き合いに出したが、ケアタウン小平クリニックでは、この「在宅がん医療総合診療料」を算定したことがない。なぜなら、次に述べるように、いくつか課題のある制度だからだ。

在宅がん医療総合診療料の課題

終末期のがん患者さんを対象に在宅診療する場合に認められる制度に前述した「在宅がん医療総合診療料」がある。

これは１週間のうち、医師、看護師合わせて４日以上在宅を訪問した場合に、条件によっていくつか計算方法があるが、多くの場合、１日当たり１万６５００円で、１週間分の診療報酬を請求できるという制度である。別の言い方をすれば、４日しか訪問しなくとも１週間分請求できるという制度である。

ただし、患者さんの状態が悪化し、例えば１週間に医師、看護師が毎日訪問し、かつ、看護師や医師が1日に複数回訪問したとしても、1週間分の診療報酬のままでもある。一見合理的な制度のようにも思えるが、首をかしげざるを得ない部分もある。

この制度では、診療報酬はまず一括して医療機関側に入り、訪問看護ステーションには、医療機関側から、訪問看護回数に応じて支払われることになっている。

ここで、一つ目の問題が発生し得る。ある訪問看護ステーションから聞いた話である。1週間の訪問看護は3回までに制限されているというのだ。後の訪問は医師が行うということのようなのである。つまり、訪問看護も含めた診療報酬が、一括して医療機関側に入るので、そのお金の分配は、医療機関側の都合によって決められる、ということなのである。上記の場合であれば、訪問看護ニーズよりも、利益ニーズが優先されているのかもしれない。

二つ目の問題は、第8章でも述べたが、実際の在宅緩和ケアでは、1週間に医師、看護師合わせて4日以上訪問するような場合は、患者さんが亡くなる前の1、2週間に集中することが多く、それも、すべての患者さんではない。

ところが、終末期のがんとして、在宅療養が始まった時点から、この在宅がん医療総合診療料を一律に適応させる医療機関もあるという。つまり、最初から、医師、看護師が合わせて1週間に最低4日訪問するのである。ある患者さんは「まだ、そんなに来ていただかなくても大丈夫です」と、医師に言ったところ「そういう制度ですから」と言われたという。

重篤な患者さんの場合、在宅緩和ケア開始時から連日のように医師か看護師が訪問しなければならない場合もあるが、患者さんとその家族が適切に自己管理できるような対処をしておけば、そのようなケースはそう多くはない。

制度がある以上、それを活用することは基本的には問題ないとも思うが、患者さんやその家族の側のニーズ以上に、医療機関側のニーズで、この制度が使われている側面もあるようなのである。

では、どうすればいいのか。在宅緩和ケアに必要な医療を提供する制度として「在宅時医学総合管理料」略して「在医総管」というものがある。これは、在宅療養に関して、月1回以上継続して訪問診療を行った場合に、月に1回それなりの管理料を算定できる制度である。

さらには、月2回以上の訪問診療をした場合、「在医総管」では、がんの場合には非がんよりも、管理料が高めに設定されているのだ。

医療機関の規模や、取り組みの内容によって、その診療料に違いはあるが、この制度であれば、1カ月の医療費は、実際に訪問した回数（往診も含む）の出来高に上記管理料を加算した金額であり、また、訪問看護料は別建てである。「在医総管」の方が「在宅がん医療総合診療料」よりも、透明性もあり合理的に思えるが、いかがだろうか。

以上のように「在宅がん医療総合診療料」は、なんだかすっきりしないので、ケアタウン小平クリニックは「在医総管」を選んでいるのである。

在宅酸素療法の課題

さて、第3章で、終末期がん患者さんが直面する苦痛症状の一つに呼吸困難があることを述べた。肺がんや、転移性肺がんの終末期のみならず、全身の衰弱によって呼吸機能が低下して呼吸困難が生じた場合、その苦痛の緩和に酸素吸入が有効なことも少なくない。

ところが、医療保険に基づく在宅酸素療法の適応は、「高度慢性呼吸不全」や「慢性心不全」となっており、急速に悪化して呼吸困難を来たした終末期がん患者さんに在宅酸素療法を開始することは、原則的にはできないことになっている。原則を守ろうとすれば、最期まで在宅療養を望む患者さんを、入院させざるを得なくなってしまうのである。だが、在宅酸素療法で苦痛の緩和が可能であり、最期まで在宅で過ごすことを望んでいる患者さんを、原則ですからと、入院させることなどできるわけがない。

あるいは誤嚥性肺炎を繰り返し、入退院を繰り返してきた老衰の患者さんやその家族が、もう入院はしないで、そのまま在宅で最期を迎えたいと望んでいる場合でも、さらに肺炎を発症し、呼吸困難が生じることもある。その際には、在宅で抗生剤を投与しつつ、呼吸困難を改善するための酸素吸入を行いながら治療することになる。改善が難しければ、そのまま在宅で最期の時間を迎えることになるが、もちろん、この場合でも、終末期がん患者さんの呼吸困難に対処できるように、在宅で苦痛の緩和は可能である。

しかし、この場合も、現行の医療保険制度では、在宅酸素療法は開始できないことになっている。急性呼吸不全だからだ。呼吸困難を和らげる酸素吸入のためには、原則的に、入院させざるを得ないのである。もちろん、本人や家族の希望に反してまで、そのようなことができるわけがない。

そこで、実際は、医師の判断で在宅酸素療法を開始し、診療報酬を請求させていただいている。また、現実的には、請求された診療報酬を審査する側の判断で、それら患者さんの在宅酸素療法は実現できている。しかしながら、制度上の保証がないため、それらの患者さんに対する在宅酸素療法を行った場合、診療報酬の返還を求められる事例もある。

現在施行されている在宅酸素療法の適応を決めた時代には、終末期のがん患者さんや、老衰の肺炎患者さんを、在宅で看取るという発想はなかったに違いない。

現状では、在宅酸素療法を開始した場合にかかる費用は1カ月に1回の在宅酸素療法指導管理料と、やはり1カ月に1回の酸素濃縮装置使用加算である。

酸素吸入のための酸素濃縮器は医療機関が酸素業者から1カ月単位でレンタルする形をとっており、医療機関が酸素業者にレンタル料を支払うことになっている。医療機関はその酸素濃縮装置使用加算として、レンタル料と同じように、患者さんに1カ月単位で、定められた診療報酬を請求することになる。

しかし、終末期がん患者さんの場合、1カ月以上も在宅酸素療法を必要とする状況は、そう多くはない。その前に亡くなっていることが少なくないからだ。

老衰による肺炎の場合、改善するにしても、改善が難しくて亡くなるにしても、やはり1カ月以上在宅酸素療法を必要とする状況はほとんどない。

したがって、在宅酸素療法指導管理料および酸素濃縮装置使用加算を1カ月単位ではなく、1週間単位とし、その診療報酬も現在の4分の1に減額すれば、現実に見合った制度になると思われる。

関係当局の皆さまには、ぜひ現実を見ていただき、実情を知っていただきたい。その上で、在宅酸素療法の適応を、終末期がん患者さんや、入院を望まない在宅療養中の老衰の肺炎患者さんなどにも、拡大していただきたいと強く願う（平成30年度診療報酬改定で終末期がん患者さんに対する在宅酸素療法は認められることになった）。

ケアマネージャーの専門化を

ところで、在宅療養には医療保険と介護保険の両者が必要である。介護保険のコーディネーターはケアマネージャーであるが、ケアマネージャーの多くは介護系の現場をキャリアとしている人々が多く、短期間に急速に悪化して死に向かうことの多い終末期がんの疾患特性を把握していないことも稀ではない。

そのため、終末期がん患者さんに対しても、慢性疾患や認知症・老衰などで緩やかに死に向かう利用者の経験に基づいたケアプランなど、「焦点の外れた提案」がなされることもある。

その現状を変えるためには、私は、ケアマネージャーにも専門性が必要だと考える。がんの疾患特性を把握し、わずか数週間で亡くなってしまう人たちに対するケアプランを立て、緩和ケアにも十分対処できるようなケアマネージャーである。一定の緩和ケアの研修を修了し、終末期がん患者さんにも十分対応できる在宅緩和ケア・ケアマネージャーの育成が求められているのである。そのように、ケアマネージャーたちに専門性を持ってもらい、在宅での緩和ケアに適切に対処できるようにすれば、まさに終末期がん患者さんに対しても、医療と介護の連携がしやすくなるだろう。

また、在宅療養を開始した終末期がん患者さんの約半数は1カ月以内に亡くなっている現状を考えると、ケアマネージャーの事務手続きも含めた仕事量は、一般利用者のケアマネージメントよりもはるかに煩雑なものになる。

そこで、終末期がん患者さんの場合には、1件当たりのケアマネージメント報酬を増額し、通常利用者よりも少ない担当件数でも、ケアマネージメント事業が可能であるような制度上の配慮も求められる。

第12章　答えは現場の実践から生まれる

さて、誰かが問題に気が付いて、その解決のために取り組んだ結果、それがその時代の社会的ニーズに一致していれば、公的に制度化されることもある。緩和ケア病棟もそうだった。

１９９０年、ホスピスは医療保険の適用される緩和ケア病棟として制度化された。そのきっかけは、１９８１年に誕生した浜松の聖隷《せいれい》三方原《みかたはら》病院ホスピスや、１９８４年に誕生した大阪の淀川キリスト教病院ホスピスの活動だった。特に、淀川キリスト教病院ホスピスの活動は、現行制度の土台となった。私が、ホスピスの存在を知ったのも、同病院ホスピス長だった柏木哲夫先生の著書からであり、私にとって、従来の問題の多かった一般病院の終末期医療を克服できる、目指すべきホスピスモデルは、同病院のホスピスだったのだ。

柏木先生の著書『ホスピス・緩和ケア』によれば、１９８４年にオープンした同病院ホスピスは23床（個室11室、４人部屋３室）に対し、常勤医２名、看護師17名体制だった。

ホスピスが緩和ケア病棟として制度化されたのは１９９０年、その時定められた１日当たりの入院料は、同病院のホスピス体制でも赤字にならない2万５０００円（２０１７年現在は、入院30日以内であれば、1日当たり4万９２６０円）が根拠となったと言われている。

１９９０年には全国で5カ所しかなかった緩和ケア病棟は、今では３５０カ所を超えている。

さて、緩和ケアを地域の在宅に届けようとして、「ケアタウン小平チーム」が２００５年10月、その活動を開始した時、チームの一員であるケアタウン小平クリニックは24時間対応を掲げて訪問診療を開始した。在宅で最期まで過ごしたいと願う患者さんの思いに応えるためには、それが必要だと考えたからである。半年後の２００６年4月、24時間対応する診療所は「在宅療養支援診療所」として制度化された。これは、我々の取り組みにとって、経済的な後押しになった。

その後、24時間対応の診療所が継続的に地域社会に貢献していくためには、理念を共有しつつ、夜間や休日の当番の負担を分担できる体制が必要であると考えた。結果、開業4年後の２００９年から、当クリニックは私も含め３人の常勤医師で在宅緩和ケアに取り組む体制になった。

ところが、２０１２年、常勤医が3人以上（一人開業医が3人でグループ化することでも可）いて、いくつかの基準をクリアできれば、その診療所は「機能強化型在宅療養支援診療所」として、従来の「在宅療養支援診療所」よりも、高く評価される制度ができ上がったのだ。当然、我々のクリニックは「機能強化型在宅療養支援診療所」として、活動するようになった。その後も、我々は、変わることなく小平市を中心に在宅緩和ケアに取り組み続けた。

一方で、社会的には２０２５年問題に取り組むべく、地域包括ケアシステム構想が持ち上がり、それを推進するための診療報酬改定も行われ、在宅医療へ参入する医療機関も増加してきた。しかし、在宅医療に取り組むそれら医療機関がどのような専門性を持つのか、従来の制度では全く不明であった。

また在宅は密室にもなってしまうため、その医療やケアの透明性や公開性は、きちんとしたチームケアによって担保されるべきだと考えてきた。

私も会員であった在宅での緩和ケアに取り組んでいる診療所の集まりであるＰＣＣ（Palliative Care Clinic）連絡協議会（２０１５年末解散）は、在宅でも、利用者である患者、家族に、その専門性が分かりやすいように、在宅緩和ケア専門診療所の制度化を、さまざまな場面を通して、訴え続けてきた。

それらを後押しするように、私が所属している、日本ホスピス緩和ケア協会は２０１５年８月31日、当時の厚労大臣に、在宅緩和ケアの充実と専門性を明示することを目的に、平成28年度健康保険および診療報酬改定に向け「在宅緩和ケア支援診療所」の制度化を提言した。ＰＣＣ連絡協議会のデータなども踏まえたその要件は以下のようなものだった。

〈１．一般在宅緩和ケア支援診療所〉

①在宅療養支援診療所の要件を満たしていること

②在宅緩和ケアの基準に基づいたケアを提供していること

③過去3年間の在宅緩和ケアの実績を有すること
④過去2年間の年間在宅がん患者看取り数：平均20名以上
⑤過去2年間の年間在宅がん患者看取り率：平均40％以上
⑥24時間対応訪問看護ステーション、もしくは24時間対応診療所内訪問看護と一体的にケアを提供し、定時、随時のチームカンファレンスを持ち、絶えずケアの質の向上を図ること
⑦非がん患者の在宅看取りも行い、その過去2年間の在宅看取り率は看取り数によらず平均40％以上であること
⑧遺族ケアにも取り組むこと

〈2．機能強化型在宅緩和ケア支援診療所〉

①機能強化型在宅療養支援診療所の要件を満たしていること
②在宅緩和ケアの基準に基づいたケアを提供していること
③過去3年間の在宅緩和ケアの実績を有すること
④過去2年間の年間在宅がん患者看取り数：平均40名以上
⑤過去2年間の年間在宅がん患者看取り率：平均50％以上
⑥24時間対応訪問看護ステーション、もしくは24時間対応診療所内訪問看護と一体的にケアを提供し、定時、随時のチームカンファレンスを持ち、絶えずケアの質の向上を図ること

⑦非がん患者の在宅看取りも行い、その過去2年間の在宅看取り率は看取り数によらず平均50%以上であること
⑧地域在宅緩和ケアの拠点として、相談、研修機能を持つこと
⑨遺族ケアにも取り組むこと

そして、2016年4月より、年間の在宅看取り数が20名以上などのいくつかの要件を満たした「機能強化型在宅療養支援診療所」は「在宅緩和ケア充実診療所」という制度の下で活動できることになったのである。

もちろんケアタウン小平クリニックは、すべての基準を満たしているので、現在は「在宅緩和ケア充実診療所」を標榜し、24時間の在宅緩和ケアに取り組んでいる。

ところで、制度化されるということは、その制度に基づいた運営が可能になるということであり、その思いがありながらも、運営上の大変さから、在宅緩和ケアの取り組みをためらっていた関係者が、在宅緩和ケアに取り組みやすくなるということでもある。

ただ、数が増えれば、その取り組みの質は変質し、低下してしまう可能性がある。そのため、提言の中でも触れたが、ケアを利用する患者さん・家族とケアを提供するチームとが、共有できる「在宅緩和ケアの基準」が必要であると考えてきた。ケアを受ける側と、提供する側が、絶えず「在宅緩和ケアの基準」に立ち返り、そのケアの質を担保できるようにするためだ。2017

年9月、日本ホスピス緩和ケア協会は、様々な専門家の意見を集約し、多くの関係者が共有できる「在宅緩和ケアの基準」を公表した（日本ホスピス緩和ケア協会ホームページ参照）。それは次のようなものである。

1、在宅緩和ケアの理念

①在宅緩和ケアは、生命を脅かす疾患に直面する患者とその家族が在宅（介護施設を含む自宅あるいはそれに準じる場所）で過ごすために、ＱＯＬ（人生と生活の質）の改善を目的とし、ＷＨＯの緩和ケアの定義に基づき、様々な専門職とボランティアがチームとして提供するケアである。

2、在宅緩和ケアチームの構成

①チームメンバーは、患者・家族の必要に応じて、在宅緩和ケアの理念に基づき、柔軟に構成される。

②基本となるチームメンバー……医師、看護師、薬剤師、介護支援専門員（ケアマネージャー）、介護士（介護福祉士等）、ソーシャルワーカー（社会福祉士等）、作業療法士、理学療法士、歯科医師、栄養士、ボランティア等

3、在宅緩和ケアチームの要件

①在宅における24時間対応のケアを提供する。

②チーム内での連絡が24時間可能であり、連絡を密に取ることができる体制がある。
③ケアマネージャー、ソーシャルワーカーをはじめ、相談支援及び地域の様々な資源との連携を図る機能を持つスタッフをチームに配置する。

4、在宅緩和ケアで提供されるケアと治療
①痛みやその他の苦痛となる症状を適切かつ迅速に緩和する。
②患者・家族に対する心理・社会的問題、スピリチュアルな問題での相談支援がなされる。
③患者と家族の希望に応じて、病状や病期の説明を行い、在宅において安心して生活することができるように支援する。
④ケアや治療の方針決定に関しては、患者・家族と医療者が正確な情報を共有し、話し合いを重ねつつ、本人の意思決定を支援する。
⑤最期まで在宅で過ごしたいと希望する患者に対しては、穏やかな最期を迎えられる様に症状緩和を計りつつ、家族に対しては適切なタイミングで看取りに関する情報提供を行う。
⑥患者と家族のコミュニケーションが最期まで維持されるように支援する。
⑦死別前から死別後までの家族ケア（遺族会などのグリーフケア）を行う（グリーフケアとは遺族の悲嘆に対するケア）。

5、在宅緩和ケアチームの運営
①チームで共通の在宅緩和ケアを実践するための手順書（マニュアル）を備え、チーム内で共

有する。
②チーム内で定期的にかつ必要時、カンファレンスを実施する。
③チーム内で在宅緩和ケアに関する定期的な教育研修を行う。
④在宅緩和ケアの質の向上のための研究活動を行う。
⑤チームで倫理的指針を作成し、共有する。また、現場で定期的に、あるいは必要に応じて倫理的検討を行う。
⑥チームは提供したケアと治療およびチームのあり方について、継続的かつ包括的に評価して見直しを行う。

6、在宅緩和ケアチームのコミュニティにおける役割

①地域で在宅ケアを行う診療所、事業所等の医療・介護従事者、臨床研修医、学生、ボランティア等に教育研修の場を提供する。
②市民への啓発活動を積極的に行う。
③地域で緩和ケアネットワーク作りを実践する。
④地域の各種社会資源を調査、発掘し、連携を図る。

さて、結果論かもしれないが、以上のように、ケアタウン小平クリニックにとって、制度はすべて後からついてきたことになる。世の中の課題を解決していく制度は、机上からではなく、現

場の実践から産まれるのだ、ということを実感するばかりである。

だが、第11章の「実情に即していない課題」でも触れたが、それが必要ということで制度化された「緩和ケア診療加算」や、「がん医療総合診療料」、「在宅酸素療法」等のように、その後の情勢で、疑問が出てくるものもある。それらは、現場の実情を通して、絶えずより現実に即したものに改善される必要がある。

同様に、現行の制度では、「有料老人ホーム」と見なされてしまう先述した「ホームホスピス」も、その内容にふさわしい新たな制度が必要なのだと、私は考える。

あとがき

ここまで、お付き合いいただいた読者の皆さまには、心より感謝したい。少しは、お役に立てただろうか。時間の長短はあれ、いずれ来る皆さまの最期の時が、人間としての尊厳に満ちていることを願わずにはいられない。

ところで、平穏な最期だけが、尊厳に満ちているとは限らない。そのことにもぜひ触れておきたい。

私には、かつて敬愛する盟友がいた。その人の名は、重兼芳子さん。1979年『やまあいの煙』で第81回芥川賞を受賞した作家である。第6章でも紹介したが、聖ヨハネホスピスのボランティア組織を創設した立役者のお一人でもあった。

彼女は1991年7月、大腸がんおよび転移性肝臓がんの切除手術を受けたが、手術後半年で、残った肝臓にがんが再発した。再発が分かった後も、しばらくは抗がん剤の肝動脈注入療法を受けながら「生と死」をテーマに、執筆に、講演にと、あたかも命を燃やすように、大活躍していた。

しかし、その後もがんは増大し、すでに聖ヨハネホスピスで働き始めていた私が彼女の主治医になった。苦痛緩和を中心に、後はがんの自然経過に任せ、いずれはホスピスで私が看取るはずだった。

自分が育て上げたボランティアさんたちやスタッフと交流しながらの、ホスピスでの平穏な最期、それは、彼女の希望でもあった。

だが、彼女は1993年8月、ホスピスとは真逆ともいえる、がん専門病院の無機質な病室で、救命目的のさまざまな器械とチューブに囲まれて亡くなった。

なぜなら、彼女も心血を注ぎ、その完成を待ち望んだ新しいホスピス棟の完成が、1994年5月に予定されていたからだ。病状から、それまでは生きられないことが分かっていた。しかし、何としても、その完成を自分の目で見たいと考えた彼女が、とあるがん専門病院の医師に相談したのである。

その医師は、再発がんは大きいが1カ所なので、上手く切除できれば、治癒する可能性がある、と彼女に伝えた。そして、新ホスピス棟の完成を夢見ていた彼女は、リスク承知で切除手術を選んだのだ。

だが、彼女はその可能性の高いリスクの一つでもあった術後経過の不良で危篤状態に陥った。治癒を目指した手術であり、その術後の経過不良とあれば、救命治療は必然だった。救命できれば、彼女は再び、作家活動に戻れ、新ホスピス棟の完成を仲間と共に喜び、祝杯を挙げることができたはずだった、からである。

亡くなる前日、訪問した私の目の前の彼女の胸は、人工呼吸器で規則正しく動いてはいたが、私の呼びかけに答える意識はすでになかった。

だが、私は、救命のための医療機器に囲まれた彼女のその姿に、痛々しさよりは尊厳を感じた。そこには、何としてでも、新ホスピス棟の完成を見るまでは死ねないと言った彼女の意思が示されているように感じたからだ。それは、こうなるかもしれないことも承知で、自ら選んだ治療の結果としての姿だった。そのうえ、その表情は、不思議なほど穏やかだった。

私が、尊厳ある死を望む多くの方々が忌避するチューブや医療機器に囲まれた、重兼さんの最期の姿に、尊厳を感じたのはなぜだろう。

その時、私には、尊厳の有無は、その表面的な姿や形にあるというよりも、そこにいたるプロセスに、その人の意思が反映されているかどうかによるのではないか、と思えたのだ。

最後に、私が、お看取りさせていただいた、一人の医師、小林力《りき》先生について語りたい。

小林先生は当時79歳、耳鼻科の医師であったが、既に引退し、臨床現場からは離れていた。

数年前のある日、先生はご自分の舌に違和感を覚えた。その違和感は時と共に増し、明らかな舌の腫瘍として姿を現してきた。耳鼻科の専門医であった先生はご自分で、舌がんであると診断した。

専門医であったにもかかわらず、先生が選んだがん治療は、一般のがん治療ではなく、一応医師も関わっているが、民間療法的ないわゆる代替療法といわれるものであった。

だが、がんは確実に増悪し、舌の動きが制限されて会話は困難となり、流動物しか摂取できない状態にまで悪化した。そして、その時点で、訪問診療の依頼があった。

初めてお会いした日、つまり初診往診日、先生は、話すことができなかったので、ご自分の病歴を文書にしてまとめ、我々に見せてくれた。

また、我々の質問には、淡々と、時に笑みを浮かべながら、マグネット式の文字盤に、きれいな文字で答えてくれた。

そして、苦痛症状の有無や、日常生活の様子などの問診後、今後の病状悪化時の先生のご希望をたずねると、これまた淡々と、今後の希望として、苦痛緩和を最優先して欲しいこと、また、点滴も含め一切の延命治療は希望しないこと、がんの自然経過に任せたいことを望まれた。同席していた奥さんも、本人の意思を尊重したいとおっしゃった。

高齢とはいえ、耳鼻科の専門医でもあった先生が、代替療法を行ってきた理由をたずねてみた。すると、先生は若いころ、抗がん剤の治験に取り組んでいたが、その結果は悲惨なものであったと文字盤を通して語られた。そのような経験から、抗がん剤治療をする意思はなかったとおっしゃった。そのことから察するに、先生が、医療機関を受診しなかったのも、受診することで現代医学すなわち、手術、抗がん剤、放射線治療の流れに入ることを避けたかったのかもしれない。

同時に、私は、この先生の淡々さは、がんの実情を知る専門家としての覚悟なのかもしれないとも思った。

しかし、過去を詮索しても、今は変わらない。我々は、今を生きる先生と向き合っており、死に向かうことを覚悟された先生の今から死の時までお付き合いするのだ。

その後、週1回の訪問診療を開始した。疼痛コントロールや舌のがん性潰瘍からの出血のコントロールなどを中心にお手伝いした。首の周辺に転移したがんも増殖し、やはりがん性潰瘍を形成し、その表面から出血混じりの浸出液が流出するようになった。だが、その汚れは、もと看護師の奥さんが手際よく処置していた。結果的に、先生が亡くなるまで、訪問看護は入らなかった。

先生は、我々がお邪魔する前に必ず、我々の質問を予測し、あらかじめ、自分の症状などを整理し、きれいに文字盤に書いてくださっていた。我々を困らせることは一度もなかった。

帰りには必ず、玄関まで送りに出てきてくれた。先生は病状の悪化で、訪問するたびに瘦せていった。しかし最期の頃まで、その折れそうな身体をシャンと伸ばし、我々の「失礼しました。お大事に」の別れの挨拶に、笑顔で頷きながら軽く手を振り、応えてくれた。

自力での外出もままならない先生は、自室で、一日を過ごすことが多かったらしい。「何をなさっているのですか」とたずねると、例の文字盤に「思考奔走」と書いてくれた。過去に旅した海外のことなど、頭の中で自由奔放に思考を巡らして過ごしているというのだ。「楽しそうですね」というと、わが意を得たりと、笑顔で頷くのであった。先生のお宅を後にして、次の訪問先までの道すがら、私はなぜかさわやかな気持ちになれたのだった。

亡くなる1カ月ほど前、先生は私に「最後はどうなると思うか」と文字盤を通して、たずねてきた。私は「首の腫瘤が頸動脈を浸潤破壊すれば、大出血を起こして急変する可能性がありますが、そうでなければ、衰弱で、眠るように亡くなると思います」とお伝えした。すると、先生は頷きながら、傍にいた奥さんに「頑張って看て欲しい」と書き、涙ぐむ奥さんに優しい表情で「泣かないで」と書いた。そして「在宅は家族が大変ですね」と書いた。それでも、最期まで家で過ごすという先生の望みは変わらなかった。最後に「嚥下できなくなったら、自然死を希望します」と書いた。だが、そのすぐ後に、気を取り直したように「でも、ある日突然腫瘍が消失することがあり得るかも」と書き、いたずらっぽく笑みを浮かべた。

その後も先生は、淡々と衰弱されていった。亡くなる2週間前、もう口から入るものはお茶と水だけになったが、先生の希望通り、点滴などはしなかった。

また、それまで2階の寝室まで必死の思いで階段を上っていたが、階段の昇り降りも大変になっていた。そして、自ら1階に、介護用ベッドを用意することを希望した。その日、文字盤に「思ったより進行が速い気がする」と書かれた。

亡くなる1週間前、できる限りトイレは自分で行きたいとふらつきながら歩いていた。亡くなる前日には、声かけにも反応しなくなった。亡くなる日、それは2017年3月半ばの深夜であったが、当番だった同僚医師が臨終を確認した。先生は奥さんに手を握られ、集まってきた子供たち夫婦、お孫さん、犬一匹に見守られて昇天したのであった。

臨終宣言後、奥さんは「最期まで家で看ていくのは本当に大変でした。でも、本人の希望を叶えることができて良かったです」と言いながら、生前に先生がお書きになっていた我々宛の手紙を、亡くなったら渡すように言われていました、と同僚医師に手渡してくれた。その手紙の日付は亡くなる6日前だった。

「一日一日暖かくなってまいりました。先生たち（3名の常勤医の名前が書かれていた）には大変お世話になり、本当にありがとうございました。また、ケアマネージャーさんには直ちにベッドを入れていただき助かりました。人生の最期に、やさしい親切な先生方にお会いできて、大変うれしく、ただただ感謝の気持ちでいっぱいです。これからのご活躍とケアタウン小平クリニックの発展を心よりお祈り申し上げます。本当にありがとうございました。3月某日　小林」

私は朝になってから、先生に会いに行った。やせ衰えてはいたが、先生のお顔は、いつものように淡々と凛々しかった。私は先生にお会いできたことを感謝し、心からありがとうございましたとお伝えした。

死にゆく人はみな師匠である。私がお会いしたすべての故人のご冥福を祈りたい。

最後に、私に本書を書くように勧め、励ましてくれた新潮社の今泉眞一さん並びに今泉正俊さん、本書に登場するさまざまな場面のすべての関係者の皆さま、そして、現在の私と在宅ホスピスケアに取り組んでいるケアタウン小平チームの同志に感謝して、筆を擱きたい。

2018年初春

山崎章郎

参考資料

『病院で死ぬということ』（山崎章郎、主婦の友社、現・文春文庫）
『住宅医療バイブル――家庭医療学、老年医学、緩和医療学の3領域からアプローチする』（川越正平、日本医事新報社）
『最新緩和医療学』（恒藤暁、最新医学社）
『死ぬ瞬間　死とその過程について』（エリザベス・キューブラー・ロス著、鈴木晶訳、読売新聞社）
『「寝たきり老人」のいる国いない国』（大熊由紀子、ぶどう社）
『看護に活かすスピリチュアルケアの手引き』（田村恵子など編、青海社）
『自己と他者』（R・D・レイン著、志貴春彦、笠原嘉訳、みすず書房）
『苦しみと緩和の臨床人間学』（佐藤泰子、晃洋書房）
『死の臨床とコミュニケーション』（宗像恒次、人間と歴史社、日本死の臨床研究会教育研修委員会編）
『生と死を学ぶ教室「別れの手紙」』（中野東禅、佼成出版）
『ホスピス・緩和ケア』（柏木哲夫、青海社）

新潮選書

「在宅《ざいたく》ホスピス」という仕組《しく》み

著　者………………山崎章郎《やまざきふみお》

発　行………………2018年3月20日
6　刷………………2020年6月5日

発行者………………佐藤隆信
発行所………………株式会社新潮社
〒162-8711 東京都新宿区矢来町71
電話　編集部 03-3266-5411
読者係 03-3266-5111
http://www.shinchosha.co.jp
印刷所………………株式会社三秀舎
製本所………………株式会社大進堂

乱丁・落丁本は、ご面倒ですが小社読者係宛お送り下さい。送料小社負担にてお取替えいたします。価格はカバーに表示してあります。

ISBN978-4-10-603824-2 C0395